BestMasters

Mit „BestMasters" zeichnet Springer die besten Masterarbeiten aus, die an renommierten Hochschulen in Deutschland, Österreich und der Schweiz entstanden sind. Die mit Höchstnote ausgezeichneten Arbeiten wurden durch Gutachter zur Veröffentlichung empfohlen und behandeln aktuelle Themen aus unterschiedlichen Fachgebieten der Naturwissenschaften, Psychologie, Technik und Wirtschaftswissenschaften.

Die Reihe wendet sich an Praktiker und Wissenschaftler gleichermaßen und soll insbesondere auch Nachwuchswissenschaftlern Orientierung geben.

Benjamin Säfken

Semiparametrische Regressionsmodelle in der Versorgungsplanung

Vorhersage von Inzidenzraten unter Berücksichtigung der demographischen Entwicklung

Mit einem Geleitwort von Prof. Dr. Thomas Kneib

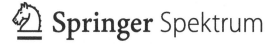 Springer Spektrum

Benjamin Säfken
Göttingen, Deutschland

BestMasters
ISBN 978-3-658-08785-2   ISBN 978-3-658-08786-9 (eBook)
DOI 10.1007/978-3-658-08786-9

Die Deutsche Nationalbibliothek verzeichnet diese Publikation in der Deutschen Nationalbi-
bliografie; detaillierte bibliografische Daten sind im Internet über http://dnb.d-nb.de abrufbar.

Springer Spektrum

Springer Fachmedien Wiesbaden ist Teil der Fachverlagsgruppe Springer Science+Business Media
(www.springer.com)

Geleitwort

Die Versorgungsforschung hat in den letzten Jahren durch die fortschreitende Ökonomisierung des Gesundheitssystems und die Konzentration des Staates auf eine Rahmenplanung, die den Akteuren des Gesundheitswesens starken Handlungsfreiraum gibt, zunehmende Relevanz gewonnen. Die langfristige Planung von Versorgungsstrukturen insbesondere auch im Bereich der Krankenhäuser rückt damit immer stärker in den Fokus. Im Rahmen seiner Masterarbeit hat Herr Säfken daher Verfahren zur Prognose der Fallzahlen verschiedener nicht-ansteckender Krankheiten basierend auf Daten zur historischen Bevölkerungsentwicklung, Bevölkerungsprognosen auf Landkreisebene unter Berücksichtigung von Geschlechts- und Altersstruktur sowie Datensätzen zu historischen Fallzahlen der Krankenhausdiagnostik entwickelt.

Die zur Prognose entwickelten Modelle beinhalten sowohl nichtlineare Effekte für die Altersentwicklung und den zeitlichen Trend als auch räumliche Effekte zur Beschreibung unbeobachteter, räumlicher Heterogenität. Herr Säfken wendet verschiedene Inferenzverfahren und Prädiktorstrukturen an, um eine möglichst breite Klasse von Prognoseverfahren zu entwickeln und evaluiert diese basierend auf der letzten Welle der verfügbaren Krankheitsfälle. Hervorzuheben ist insbesondere die innovative Verknüpfung von Daten der amtlichen Statistik mit drängenden Fragen der Versorgungsplanung und der Anwendung fortgeschrittener statistischer Methodik.

Die Masterarbeit von Herrn Säfken entstand in Kooperation zwischen der Professur für Angewandte Statistik der Carl von Ossietzky Universität Oldenburg und dem OFFIS Institut für Informatik (www.offis.de). Die von Herrn Säfken entwickelte Methodik war Grundlage eines Forschungsprojekts zur Versorgungsplanung mit dem Ziel der Anbindung der in dieser Masterarbeit entwickelten Verfahren an die durch das OFFIS entwickelte Software-Umgebung MUSTANG.

Seit 2012 ist Herr Säfken Doktorand im DFG-gefördertem Graduiertenkolleg 1644 „Skalenprobleme in der Statistik" im Rahmen des Projekts „Skalenprobleme in Modellwahl und Variablenselektion" an der Georg-August-Universität Göttingen.

Göttingen, Dezember 2014   Prof. Dr. Thomas Kneib

Institutsprofil

Die Professur für Statistik an der wirtschaftswissenschaftlichen Fakultät der Georg-August-Universität Göttingen forscht und lehrt auf dem Gebiet der angewandten Statistik, einem interdisziplinären Fach, das aus der Spannung zwischen Methodenentwicklung und anspruchsvollen Anwendungen seine Impulse bezieht und mathematisch-statistische Kenntnisse mit Elementen der Informatik und verschiedenen Anwendungsbereichen kombiniert. Neben der quantitativ-empirischen Ausbildung für Wirtschaftswissenschaftler in den Bereichen Mathematik und Statistik, bietet der Lehrstuhl in Kooperation mit Kollegen der Wirtschaftswissenschaften und der medizinischen Fakultät den Master-Studiengang Angewandte Statistik in Göttingen an. Der Schwerpunkt des Studiengangs liegt im Bereich der statistischen Modellierung und vermittelt auf solidem mathematischem Niveau die relevanten methodischen Kenntnisse bei gleichzeitigem klarem Anwendungsbezug.

Die Forschungsschwerpunkte der Professur für Statistik sind insbesondere semiparametrische Regressionsmodelle, Quantil- und Expektilregression, Inferenz in strukturiert additiven Regressionsmodellen basierend auf gemischten Modellen, Bayesianische Regularisierungs - Prioris, Boosting in semiparametrischen Regressionsmodellen, räumliche Statistik sowie strukturierte Hazard-Regression und Mehrstadienmodelle. Der Lehrstuhl für Statistik zeichnet sich durch eine Vielzahl von nationalen und internationalen Forschungskooperationen aus und ist Ausrichter von Konferenzen wie dem 29th International Workshop on Statistical Modelling und der 4. gemeinsamen Jahrestagung der Deutschen Arbeitsgemeinschaft Statistik.

Zusätzlich ist der Lehrstuhl für Statistik federführend beteiligt am Zentrum für Statistik an der Georg-August-Universität Göttingen. Das Zentrum für Statistik bündelt die Stärken all derer Institute der Georg-August-Universität Göttingen, die auf dem Gebiet der Statistik oder der quantitativen empirischen Methoden tätig sind. Ziel des Zentrums ist es, statistische Probleme, die innerhalb und außerhalb der Universität auftreten, aufzugreifen und auf einem hohen Niveau zu behandeln. Insbesondere bietet das Zentrum Beratung für Industrie, Handel und Verwaltung, das internationale Promotionsprogramm Angewandte Statistik und empirische Methoden sowie Beratung für Bachelor, Diplom und Master-Student(inn)en.

Vorwort

Die Entwicklung eines Verfahrens zur Prognose von Fallzahlen basierend auf Bevölkerungsprognosen mithilfe von semiparametrischen Modellen ist eine spannende Herausforderung. Ich hoffe, dem Leser nicht nur eine interessante Anwendung zu präsentieren, sondern auch sein Interesse an semiparametrischen Regressionsmodellen zu wecken. Mein Interesse an diesen Modellen hat Prof. Dr. Thomas Kneib geweckt. Dafür, wie für die unkomplizierte Betreuung bin ich sehr dankbar. Desweiteren gilt mein Dank Nicole Schweitzer von Springer Spektrum für die freundliche Zusammenarbeit.

Göttingen, Dezember 2014   Benjamin Säfken

Inhaltsverzeichnis

Abbildungsverzeichnis

Tabellenverzeichnis

Einleitung

Im Rahmen des Vorlaufforschungsprojektes „Konzepte und Methoden der Versorgungsplanung" soll eine Auswertungsplattform für die Versorgungsplanung aufgebaut werden. Diese Auswertungsplattform soll es verschiedenen Akteuren im Gesundheitsmarkt ermöglichen den zukünftigen Bedarf anhand prognostizierter Inzidenzraten zu planen. Hierfür sind fortgeschrittene statistische Verfahren, wie semiparametrische Regressionsmodelle notwendig. Im Rahmen dieser Arbeit werden verschiedene Methoden eine solche Fallzahlprognose zu realisieren besprochen. Der Fokus liegt dabei auf einer automatisierten ad-hoc Erzeugung einer Prognose. Dies stellt einige Herausforderungen an die verwendete Inferenz-Methode und insbesondere deren Implementierung. Die Evaluation der Methoden erfolgt mithilfe von drei Datensätzen zu Lungenkrebs, Herzinfarkt und Hirninfarkt der Jahre 1994 bis 2008 in Nordrhein-Westfalen. Anhand der Ergebnisse soll ein Verfahren ausgewählt und in die Auswertungsplattform implementiert werden.

In Kapitel 1 erfolgt zunächst eine thematische Einordnung der Versorgungsplanung und eine Vorstellung der zur Evaluation verwendeten Datensätze. Ausgehend von einfachen linearen Regressionsmodellen führen wir generalisierte Regressionsmodelle ein, die es uns erlauben die beobachteten Fallzahlen als Zielgröße zu verwenden. Basierend auf diesen Methoden schätzen wir ein erstes Modell zu den Lungenkrebs-Fallzahlen, wobei wir von linearen Effekten aller Kovariablen ausgehen.

In Kapitel 2 lassen wir die Annahme linearer Effekte fallen, mit dem Ziel den Einfluss der Kovariablen flexibler zu modellieren. Der funktionale Einfluss wird mithilfe von Polynom-Splines beschrieben, für die wir verschiedene konstruktive Methoden vorstellen. Diese Modelle können auf die aus Kapitel 1 bekannten generalisierten linearen Modelle zurückgeführt werden; daher können die bekannten Inferenzmethoden weiter verwendet werden. Um den parametrischen Einfluss auf die zu schätzende Funktion zu reduzieren und eine möglichst datengesteuerte Schätzung zu erhalten, führen wir in Abschnitt 2.3 die Penalisierung ein. Zur Inferenz in penalisierten Modellen werden die bekannten Schätzverfahren modifiziert. Durch die Aufteilung der Daten nach Landkreisen bzw. Regionen erhalten wir eine diskrete Lokationsvariable. Mithilfe von Penalisierungsansätzen kann die räumliche Nachbarschaft von Landkreisen berücksichtigt und eine räumliche Glättung realisiert werden.

Die Annahme einer additiven Struktur für den Einfluss mehrerer Kovariablen führt zu generalisierten additiven Modellen, die auf Hastie & Tibshirani (1990) zurückgehen. Durch eine Reparametrisierung kann ein Identifikationsproblem behoben und das generalisierte additive Modell als ein penalisiertes generalisiertes lineares Modell beschrieben werden, was die Verwendung bereits im vorhergehenden Kapitel eingeführter Inferenz-Methoden ermöglicht. Des Weiteren wird in Abschnitt 2.2.2 das erste von insgesamt drei Verfahren zur Bestimmung eines Glättungsparameters besprochen: die Glättungsparameterwahl basierend auf Optimalitätskriterien. Dieses Verfahren muss mit den bereits bekannten Inferenzmethoden verbunden werden. Dafür bieten sich zwei verschiedene Algorithmen mit unterschiedlichen Auswirkungen auf die Effizienz und das Konvergenzverhalten an. In Abschnitt 2.3 werden die erarbeiteten Methoden für alle drei Datensätze praktisch umgesetzt. Das Ziel dieser Modelle ist die Prognose zukünftiger Fallzahlen. Die verwendeten Methoden eignen sich aber nur bedingt für die Prognose, da sie keine geeignete Extrapolation des zeitlichen Trends ermöglichen.

In Kapitel 3 wird eine Bayesianische Modellformulierung vorgestellt. Dazu werden zunächst P-Splines Bayesianisch motiviert. Darauf aufbauend werden die dort auftretenden zeitlichen Nachbarschaften auf räumliche Nachbarschaften erweitert, was zu Gauß-Markov-Zufallsfeldern führt. Neben den strukturierten werden auch räumlich und zeitlich unstrukturierte Effekte betrachtet. In Abschnitt 3.2 werden algorithmische Verfahren vorgestellt, die es ermöglichen Zufallszahlen aus der Verteilung der Parameter zu ziehen. Aus diesen Stichproben können gewünschte Charakteristika der Verteilungen geschätzt werden. Einhergehend wird das zweite Verfahren zur Bestimmung eines Glättungsparameters vorgestellt: die Bayesianische Glättungsparameterwahl basierend auf MCMC.

Eine volle Bayes-Schätzung der drei Datensätze erfolgt in Abschnitt 3.3. Dabei werden unterschiedliche Möglichkeiten die algorithmischen Verfahren zu verbessern erläutert. Zur Prognose zukünftiger Fallzahlen wird ein verfeinertes Verfahren zur Extrapolation des zeitlichen Trends vorgeschlagen. Dieses Verfahren ergibt sich automatisch aus den Modellannahmen und erlaubt die wachsende Unsicherheit über den weiteren Verlauf des zeitlichen Trends in die Prognosen aufzunehmen.

Kapitel 4 widmet sich einer weiteren Inferenz-Methode. Das semiparametrische Modell wird dabei als generalisiertes lineares gemischtes Modell aufgefasst, so dass entsprechende Inferenz-Konzepte zur Anwendung kommen können. Insbesondere können Verfahren zur Schätzung der Kovarianzstruktur in generalisierten linearen gemischten Modellen zur Schätzung der Glättungsparameter verwendet werden. Dies liefert das dritte Verfahren zur Bestimmung eines Glättungsparameters: die Repräsentation als gemischtes Modell. Zunächst wird das Vorgehen anhand einer intuitiven Modellierung, basierend auf TP-Splines beschrieben. Darauf aufbauend wird die Modellierungsmöglichkeit auf allgemeinere Penalisierungsansätze erweitert. Ein Algorithmus zur effizienten Berechnung der Schätzer wird vorgestellt.

Durch unterschiedliche Klassifikationen von Krankheiten entstehen häufig Daten, die sich ohne weitere Bearbeitung nicht zur Prognose eignen. Solche Ungenauigkeiten sind auch in einem der drei Datensätze enthalten. In Abschnitt 5.1 wird ein Verfahren vorgestellt, mit dem dieser Fehler korrigiert und eine gegenüber vorangegangenen Schätzungen verbesserte Prognose erstellt werden kann.

Die in Kapitel 2 und 3 geschätzten Modelle werden in Abschnitt 5.2 erweitert durch eine geschlechtsspezifische Modellierung. Diese erweißt sich als sinnvoll, da eine zuvor unterstellte additive Verknüpfung des geschlechtsspezifischen Effekts und des zeitlichen Trends nicht bestätigt werden kann. Eine Erweiterung auf ein geschlechts- und altersspezifisches Modell wird ebenfalls vorgeschlagen, es treten jedoch Konvergenzprobleme bei effizient arbeitenden Algorithmen auf.

In Abschnitt 5.3 wird auf Alters-Perioden-Kohorten Modelle eingegangen. Diese beziehen neben dem Effekt des Alters und des Kalenderjahres auch den Effekt der Kohorte, d. h. den Effekt des Geburtsjahres, ein.

Abschließend wird aus den behandelten Verfahren und Inferenz-Methoden eines zur Anbindung an die Auswertungsplattform MUSTANG[1] ausgewählt und in eine R-Funktion eingebaut. Auf ausführliche Beweisführungen wurde in der vorliegenden Arbeit verzichtet. An den entsprechenden Stellen sind Verweise auf die Literatur zu finden. Einige relevante Beweise finden sich im Anhang.

---

[1]Siehe Teiken, Rhode & Mertens (2010).

1 Datenanalyse und generalisierte lineare Modelle

1.1 Daten in der Versorgungsplanung

Die Versorgungsplanung beschäftigt sich mit der dezentralen und sektorübergreifenden Planung von Versorgungsstrukturen im Gesundheitswesen. Auf Ebene der Krankenhäuser erfolgt die Versorgungsplanung mithilfe der Berechnung des Bettenbedarfs durch die Bundesländer. Für einzelne Sektoren wird der Bedarf mit der Hill-Burton-Formel

$$Bettenbedarf = \frac{Verweildauer \times Krankenhaushäufigkeit \times Bevölkerung}{Bettennutzungsgrad \times 10 \times 365}$$

quantifiziert[1].

Andererseits führen geänderte gesetzliche Rahmenbedingungen, insbesondere die Umstellung auf ein diagnosebezogenes Fallpauschalensystem (DRG-System)[2] zu wachsendem Wettbewerbsdruck zwischen den Krankenhäusern. Die strategische Bedarfsplanung anhand zukünftiger Fallzahlen verschiedener Erkrankungen gewinnt für die Krankenhäuser daher zunehmend an Bedeutung.

Die Prognose zukünftiger Fallzahlen Bedarf fortgeschrittener statistischer Verfahren. Insbesondere muss eine Vielzahl von Erkrankungen durch ein statistisches Modell erklärt werden können, was eine automatisierte Datenanalyse erfordert. Die zur Inferenz benötigten Daten lassen sich aus den Krankenhausdiagnosestatistiken, sowie Daten der Statistischen Landesämter gewinnen. Die Daten liegen für verschiedene Stufen des ICD[3]-Klassifikationssystems und auf unterschiedlichen räumlichen Aggregationsstufen vor.

Die zur Verfahrensentwicklung verwendeten Datensätze stammen aus den Krankenhausdiagnosestatistiken der Jahre 1994 bis 2008 aus Nordrhein-Westfalen. Das Vorgehen wird exemplarisch an drei Datensätzen zu den Diagnosen Lungenkrebs (ICD-9 Position 162 bzw. ICD-10 Position C33 und C34), Herzinfarkt (ICD-9 Position 410 bzw. ICD-10 Position I21) und Hirninfarkt (ICD-9 Position 434 bzw. ICD-10 Position I63) beschrieben. Die Umstellung von ICD-9 auf ICD-10 sowie Revisionen der ICD-Kennzahlen führen zu großer Volatilität der Fallzahlen über die Zeit. In der Abbildung 1.2 sind die summier-

---

[1]Siehe Deutsche Krankenhausgesellschaft (2010).
[2]Durch das Fallpauschalenänderungsgesetz (FPÄndG) vom 17. Juli 2003.
[3]*International Classification of Diseases.*

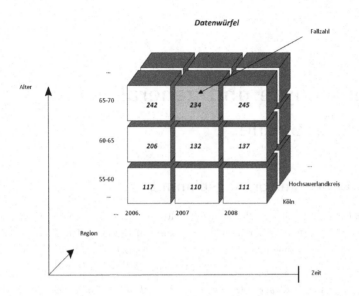

Abbildung 1.1: Darstellung eines Datenwürfels zu den Lungenkrebs-Fallzahlen

ten Fallzahlen aller drei Krankheiten zwischen 1994 und 2008 aufgeführt. Insbesondere die Hirninfarkt-Fallzahlen, aber auch die Herzinfarkt-Fallzahlen weisen in einigen Jahren starke Sprünge auf.

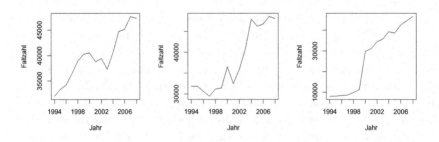

Abbildung 1.2: Die summierten Lungenkrebs-, Herzinfarkt-, Hirninfarkt-Fallzahlen über die Jahre

Aufgrund des Umfangs liegen diese Datensätze in Data Warehouse Systemen als Datenwürfel mit den Dimensionen Alter, Geschlecht, Landkreis, Kalenderjahr vor. Eine sche-

matische Darstellung eines Datenwürfels ist in Abbildung 1.1 zu sehen. Zusätzlich liegt
ein Datenwürfel zu der Bevölkerungsgröße mit den gleichen Dimensionen vor. Die Dimension Kalenderjahr hat die Ausprägungen 1994,...,2025. Die Bevölkerungszahlen für
die Jahre 2010- 2025 beruhen auf der Raumordnungsprognose 2025 des Bundesamtes für
Bauwesen und Raumordnung[4]. Das zu entwickelnde Modell soll beruhend auf der Bevölkerungsprognose die Dimension Kalenderjahr in dem Datenwürfel zu den Fallzahlen um
die Ausprägungen 2009,...,2025 erweitern. Dazu stehen die in Tabelle 1.1 aufgeführten
Kovariablen zur Verfügung.

Variable	Beschreibung
Alter	Das Alter liegt gruppiert in 5 Jahresstufen zwischen 15 und 85 Jahren vor
Geschlecht	Als Referenzkategorie dieser kategorialen Kovariable dient "weiblich" (=0).
Jahr	Es liegen Beobachtungen für die Jahre 1994 bis 2008 vor.
Region	Jede Region entspricht einem der 54 Landkreise bzw. kreisfreien Städte in Nordrhein-Westfalen.
Bevölkerung	Zu jeder Ausprägung liegen die jeweiligen Bevölkerungs-größen vor.

Tabelle 1.1: Parameterschätzer für Modell mit Regionen

1.2 Regressionsanalyse

In Regressionsmodellen sollen Eigenschaften einer *Zielvariable y* in Abhängigkeit von *k*
Kovariablen $x_1, ..., x_k$ beschrieben werden. Der Einfluss der Kovariablen wird nicht rein
funktional beschrieben, sondern durch zufällige Störungen überlagert. Im Fall einer metrischen Zielvariable y lässt sich der Einfluss der Kovariablen $x_1, ..., x_k$ auf die Zielvariable
mithilfe einer Funktion f und eines zufälligen Fehlerterms ϵ beschreiben:

$$y = f(x_1, ..., x_n) + \epsilon.$$

Die Annahme einer linearen Funktion f und eines normalverteilten Fehlers ϵ führt zur
Klasse der linearen Regressionsmodelle:

$$y = \beta_0 + \beta_1 x_1 + ... + \beta_k x_k + \epsilon = \mathbf{x}'\boldsymbol{\beta} + \epsilon = \boldsymbol{\eta} + \epsilon,$$

mit

$$\epsilon \sim \mathcal{N}(0, \sigma^2).$$

[4]Siehe Bundesinstitut für Bau-, Stadt- und Raumforschung (2009).

In Matrixnotation ergibt sich mit den Vektoren

$$\mathbf{y} = \begin{pmatrix} y_1 \\ \vdots \\ y_n \end{pmatrix} \quad \text{und } \boldsymbol{\epsilon} = \begin{pmatrix} \epsilon_1 \\ \vdots \\ \epsilon_n \end{pmatrix}$$

und der *Designmatrix*

$$\mathbf{X} = \begin{pmatrix} 1 & x_{11} & \cdots & x_{1k} \\ \vdots & \vdots & & \vdots \\ 1 & x_{n1} & \cdots & x_{nk} \end{pmatrix}$$

das lineare Modell:

$$\mathbf{y} = \mathbf{X}\boldsymbol{\beta} + \boldsymbol{\epsilon}.$$

Ziel der Regressionsanalyse ist die Schätzung der unbekannten Parameter $\boldsymbol{\beta}$ aus den beobachteten Daten y_i und $\mathbf{x}_i = (1, x_{i1}, ..., x_{ik})'$, $i = 1, ..., n$. Die wohl häufigste Methode zur Bestimmung des Schätzers $\hat{\boldsymbol{\beta}}$ ist die *Methode der kleinsten Quadrate*. Zunächst summiert man die quadrierten Abweichungen und erhält das Kleinste-Quadrate-Kriterium

$$KQ(\beta) = \sum_{i=1}^{n}(y_i - \mathbf{x}'\boldsymbol{\beta})^2 = (\mathbf{y} - \mathbf{X}\boldsymbol{\beta})'(\mathbf{y} - \mathbf{X}\boldsymbol{\beta}),$$

woraus sich mittels Minimierung der Kleinste-Quadrate-Schätzer $\hat{\boldsymbol{\beta}}$ ergibt. Differentiation des Kleinste-Quadrate-Kriteriums

$$KQ(\beta) = (\mathbf{y} - \mathbf{X}\boldsymbol{\beta})'(\mathbf{y} - \mathbf{X}\boldsymbol{\beta})$$
$$= \mathbf{y}'\mathbf{y} - 2\mathbf{y}'\mathbf{X}\boldsymbol{\beta} + \boldsymbol{\beta}'\mathbf{X}'\mathbf{X}\boldsymbol{\beta}$$

liefert

$$\frac{\partial}{\partial \boldsymbol{\beta}}KQ(\boldsymbol{\beta}) = -2\mathbf{X}'\mathbf{y} + 2(\mathbf{X}'\mathbf{X}\boldsymbol{\beta}).$$

Nullsetzen des differenzierten KQ-Kriteriums führt zur sogenannten *Normalengleichung*

$$\mathbf{X}'\mathbf{X}\boldsymbol{\beta} = \mathbf{X}'\mathbf{y}.$$

Typischerweise geht man von einer Matrix $\mathbf{X}$ mit vollem Rang aus. Unter dieser Annahme ist die *Normalengleichung* eindeutig lösbar und liefert den KQ-Schätzer

$$\hat{\boldsymbol{\beta}} = (\mathbf{X}'\mathbf{X})^{-1}\mathbf{X}'\mathbf{y}.$$

Die Voraussetzung einer metrischen normalverteilten Zielvariable y ist nicht immer gegeben. So kann y etwa binär, eine Zählvariable oder positiv sein. Die Weiterentwicklung des linearen Modells zu *generalisierten linearen Modellen*[5] erlaubt es auch in diesen Fällen, den Einfluss von Kovariablen auf den Erwartungswert der Zielvariablen zu modellieren. Während im klassischen linearen Modell der Einfluss der Kovariablen $x_1, ..., x_k$ auf den Erwartungswert der Zielvariablen linear ist, also

$$\mathbb{E}(y|\mathbf{x}) = \beta_0 + \beta_1 x_1 + ... + \beta_k x_k = \mathbf{x}'\boldsymbol{\beta} = \eta$$

wird in generalisierten linearen Modellen der Zusammenhang zwischen dem *linearen Prädiktor* η und der Zielvariable (auch *Response* genannt) mittels einer geeigneten Response-Funktion $h(\cdot)$ beschrieben, über

$$\mathbb{E}(y|\mathbf{x}) = h(\eta).$$

Die Umkehrfunktion $g = h^{-1}$ mit $g(\mathbb{E}(y|\mathbf{x})) = g(\mu) = \eta$ heißt *Link-Funktion*.

1.3 Poisson-Regression

Da es sich bei Fallzahlen um nicht-negative, ganzzahlige Zufallsvariablen handelt, beschränken wir uns auf den Spezialfall der Regression für Zähldaten. Viele der folgenden Ergebnisse lassen sich auch für allgemeinere Klassen von Zielvariablen herleiten. Man vergleiche beispielsweise Fahrmeir, Kneib & Lang (2009) oder etwa Wood (2006)). Im *log-linearen Poisson-Modell* wird der Erwartungswert $\lambda_i = \mathbb{E}(y_i|\mathbf{x}_i)$ der Poisson-verteilten Zielvariable $y_i|\mathbf{x}_i$, gegeben die Kovariablen, mit dem linearen Prädiktor $\eta_i = \mathbf{x}_i'\boldsymbol{\beta}$ über

$$\lambda_i = \exp(\eta_i) = \exp(\beta_0)\exp(\beta_1 x_{i1}) \cdot ... \cdot \exp(\beta_k x_{ik})$$

verbunden. Umgekehrt wirkt der lineare Prädiktor auf die logarithmierte Rate und wir erhalten für die Link-Funktion

$$g(\lambda_i) = \log(\lambda_i) = \eta_i.$$

Die Schätzung der Parameter $\boldsymbol{\beta}$ erfolgt, wie allgemein in generalisierten linearen Modellen üblich, mittels *Maximum-Likelihood-Schätzung*. Für n Realisierungen Poisson-verteilter Zielvariablen y_i ist die *Likelihood* gegeben durch

$$L(\boldsymbol{\beta}) = \prod_{i=1}^{n} \frac{\lambda_i^{y_i} \exp(-\lambda_i)}{y_i!},$$

---

[5]Eingeführt durch Nelder & Wedderburn (1972).

wobei $\lambda_i = \exp(\mathbf{x}_i'\boldsymbol{\beta})$. Für die *Log-Likelihood* ergibt sich somit

$$l(\boldsymbol{\beta}) \propto \sum_{i=1}^{n}(y_i \log(\lambda_i) - \lambda_i) = \sum_{i=1}^{n} y_i(\mathbf{x}_i'\boldsymbol{\beta}) - \exp(\mathbf{x}_i'\boldsymbol{\beta}).$$

Differentiation nach $\boldsymbol{\beta}$ liefert die *Score-Funktion*

$$\mathbf{s}(\boldsymbol{\beta}) = \sum_{i=1}^{n} \mathbf{x}_i(y_i - \lambda_i) = \sum_{i=1}^{n} \mathbf{x}_i(y_i - \exp(\mathbf{x}_i'\boldsymbol{\beta})) = \mathbf{X}'(\mathbf{y} - \boldsymbol{\lambda}).$$

Für die *erwartete Fisher-Information* $\mathbf{F}(\boldsymbol{\beta}) = \mathbb{E}(-\frac{\partial \mathbf{s}(\boldsymbol{\beta})}{\partial \boldsymbol{\beta}'})$ ergibt sich

$$\mathbf{F}(\boldsymbol{\beta}) = \mathbb{E}(\mathbf{s}(\boldsymbol{\beta})\mathbf{s}'(\boldsymbol{\beta})) = \sum_{i=1}^{n} \mathbf{x}_i\mathbf{x}_i'\lambda_i = \mathbf{X}'\mathbf{W}\mathbf{X},$$

wobei $\mathbf{X}$ die Designmatrix ist und

$$\mathbf{W} = \mathrm{diag}(\lambda_1, ..., \lambda_n) = \mathrm{diag}(\exp(\mathbf{x}_1'\boldsymbol{\beta}), ..., \exp(\mathbf{x}_n'\boldsymbol{\beta})).$$

Der gesuchte Maximum-Likelihood-Schätzer ergibt sich als Lösung der Gleichung

$$\mathbf{s}(\hat{\boldsymbol{\beta}}) = 0.$$

Dieses nichtlineare Gleichungssystem ist i.A. nicht analystisch zu bestimmen. Hier finden numerische Verfahren Anwendung. Eine Taylorreihenentwicklung erster Ordnung der Score-Funktion um den Entwicklungspunkt $\boldsymbol{\beta}^{[0]}$ liefert

$$\mathbf{s}\left(\boldsymbol{\beta}^{[0]}\right) + \frac{\partial \mathbf{s}\left(\boldsymbol{\beta}^{[0]}\right)}{\partial \boldsymbol{\beta}'} \cdot \left(\boldsymbol{\beta} - \boldsymbol{\beta}^{[0]}\right).$$

Durch Nullsetzten und Auflösen nach $\boldsymbol{\beta}^{[1]}$ ergibt sich die verbesserte Lösung

$$\boldsymbol{\beta}^{[1]} = \boldsymbol{\beta}^{[0]} - \frac{\partial \mathbf{s}\left(\boldsymbol{\beta}^{[0]}\right)}{\partial \boldsymbol{\beta}'} \cdot \mathbf{s}\left(\boldsymbol{\beta}^{[0]}\right),$$

bzw. in allgemeiner Form

$$\boldsymbol{\beta}^{[k+1]} = \boldsymbol{\beta}^{[k]} - \frac{\partial \mathbf{s}\left(\boldsymbol{\beta}^{[k]}\right)}{\partial \boldsymbol{\beta}'} \cdot \mathbf{s}\left(\boldsymbol{\beta}^{[k]}\right) = \boldsymbol{\beta}^{[k]} + \mathbf{H}\left(\boldsymbol{\beta}^{[k]}\right)^{-1} \mathbf{s}\left(\boldsymbol{\beta}^{[k]}\right), \qquad (1.3.1)$$

wobei $\mathbf{H}(\boldsymbol{\beta})$ die beobachtete Informationsmatrix ist. Dieser Algorithmus ist als *Newton-Raphson-Verfahren* bekannt. Man beachte, dass 1.3.1 eine quadratische Approximation der Log-Likelihood $l(\boldsymbol{\beta})$ um $\boldsymbol{\beta}^{[k]}$ ist. Verwendet man statt der beobachteten, die erwartete

Informationsmatrix, so ergibt sich das *Fisher-Scoring-Verfahren*. Im Falle der Poisson-Verteilung sind diese äquivalent und es ergibt sich

$$\hat{\boldsymbol{\beta}}^{[k+1]} = \hat{\boldsymbol{\beta}}^{[k]} + (\mathbf{X}'\mathbf{W}^{[k]}\mathbf{X})^{-1}\mathbf{X}'(\mathbf{y} - \exp(\mathbf{x}_i'\hat{\boldsymbol{\beta}}^{[k]})),$$

mit $\mathbf{W}^{[k]} = \mathrm{diag}(\exp(\mathbf{x}_1'\hat{\boldsymbol{\beta}}^{[k]}), ..., \exp(\mathbf{x}_n'\hat{\boldsymbol{\beta}}^{[k]}))$. Die Iterationen lassen sich auch in Form einer *iterativ gewichteten KQ-Schätzung* schreiben, denn

$$\hat{\boldsymbol{\beta}}^{[k+1]} = \hat{\boldsymbol{\beta}}^{[k]} + (\mathbf{X}'\mathbf{W}^{[k]}\mathbf{X})^{-1}\mathbf{X}'(\mathbf{y} - \exp(\mathbf{x}_i'\hat{\boldsymbol{\beta}}^{[k]})) = \left(\mathbf{X}'\mathbf{W}^{[k]}\mathbf{X}\right)^{-1}\mathbf{X}'\mathbf{W}^{[k]}\tilde{\mathbf{y}}^{[k]}, \quad (1.3.2)$$

mit

$$\tilde{\mathbf{y}}^{[k]} = \mathbf{X}\hat{\boldsymbol{\beta}}^{[k]} + \left(\mathbf{W}^{[k]}\right)^{-1}\left(\mathbf{y} - \exp(\mathbf{X}\hat{\boldsymbol{\beta}}^{[k]})\right).$$

Der verbesserte Schätzer ergibt sich also durch Minimierung des gewichteten KQ-Kriteriums

$$GKQ(\boldsymbol{\beta}) = (\tilde{\mathbf{y}}^{[k]} - \mathbf{X}\boldsymbol{\beta})'\mathbf{W}^{[k]}(\tilde{\mathbf{y}}^{[k]} - \mathbf{X}\boldsymbol{\beta}).$$

1.4 Ein generalisiertes lineares Modell zur Schätzung von Fallzahlen

Mit den bisher betrachteten Methoden ist es bereits möglich, ein erstes generalisiertes lineares Modell für die Fallzahlen zu entwickeln. Als Modell für die erwartete Fallzahl erhalten wir

$$\mathbb{E}(Fallzahl_i) = \lambda_i = \pi_i \cdot n_i,$$

wobei n_i die Bevölkerung der i-ten Einheit ist. Durch Logarithmieren erhält man

$$\log(\mathbb{E}(Fallzahl_i)) = \log(\pi_i) + \log(n_i).$$

Der Term $\log(n_i)$ wird als Offset bezeichnet. Mit dem Prädiktor erhalten wir das Modell:

$$\log(\mathbb{E}(Fallzahl_i)) = \beta_0 + \beta_1 Alter_i + \beta_2 Geschlecht_i + \beta_3 Jahr_i + \log(Bevölkerung_i).$$

Die Parameterschätzer sind in *Tabelle 1.2* aufgelistet.

Alle drei Kovariablen sind hoch signifikant und haben eine geringe Standardabweichung, was auf den großen Datensatz zurückzuführen ist. Als Referenzkategorie für die *kategoriale*[6] bzw. *binäre* Kovariable *Geschlecht*, wurde hier die Ausprägung 1 bzw. männlich gewählt.

---

[6]Zur Modellierung mithilfe kategorialer Kovariablen siehe Fahrmeir,Kneib & Lang (2009) Kapitel 3.1.4 oder insb. im log-linearen Modell Wood(2006) Kapitel 2.3.3.

Variable	Koeffizient	Standardabweichung	t-Wert	p-Wert
Intercept	-28.1299	0.6018	-46.74	0.0000
Alter	0.0617	0.0001	795.36	0.0000
Geschlecht	-1.2906	0.0029	-442.99	0.0000
Jahr	0.0103	0.0003	34.19	0.0000

Tabelle 1.2: Parameterschätzer für das einfache Modell

Kriterien zur Modellwahl sind die Pearson-Statistik

$$\chi^2 = \sum_{i=1}^n \frac{(y_i - \hat{\lambda}_i)^2}{\hat{\lambda}_i} = 393909.2$$

sowie die Devianz

$$D = -2\sum_{i=1}^n (l_i(\hat{\lambda}_i) - l_i(\bar{\lambda}_i)) = 397207,$$

wobei $\bar{\lambda}_i$ der Schätzer des *satuierten Modells* ist. Das satuierte Modell ist das maximal an die Daten angepasste Modell mit einem einzelnen Parameter je Datenpunkt. Devianz und Pearson-Statistik haben jeweils $n - p = 24296$ Freiheitsgrade. Unter der Hypothese eines korrekten Modells sind die Devianz und Pearson-Statistik approximativ χ^2_{n-p}-verteilt. Der p-Wert eines Tests mit den obigen Werten liegt nahe 0. Das Akaike Informationskriterum erlaubt auch einen Vergleich von Modellen mit unterschiedlichen Kovariablen, da es sowohl Datenanpassung als auch die Modellkomplexität berücksichtigt. Für das obige Modell ergibt sich

$$AIC = -2l(\hat{\boldsymbol{\beta}}) + 2p = 478791.$$

Einen weiteren Anhaltspunkt für die Modellanpassung liefert eine graphische Analyse der Residuen: Modelliert man auch die Regionen, so erhält man das Modell

$$\log(\mathbb{E}(Fallzahl_i)) = \beta_0 + \beta_1 Alter_i + \beta_2 Jahr_i + \beta_3 Geschlecht_i + \boldsymbol{\beta_4}\mathbf{Region}_i + \log(Bevölkerung_i).$$

$\mathbf{Region}_i$ ist ein Einheitsvektor mit 53 Einträgen. Wurde die i-te Beobachtung in der k-ten Region gemacht, so ist der $(k - 1)$-te Eintrag des Vektors 1 und alle weiteren Einträge 0. Als Referenzregion wird hier Düsseldorf verwendet. Die 53 Regressionskoeffizienten beschreiben den Unterschied im Intercept zur Referenzregion Düsseldorf.

Die Koeffizienten für die Kovariablen *Altersgruppe* und *Jahr*, sowie für die kategoriale Kovariable *Geschlecht* im Modell mit Beachtung der Regionen, finden sich in *Tabelle 1.3*.

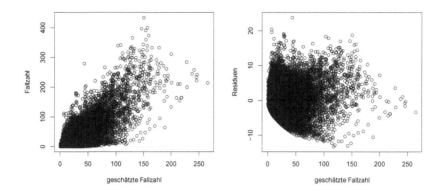

Abbildung 1.3: Residuen des generalisierten linearen Modells

Variable	Koeffizient	Standardabweichung	t-Wert	p-Wert
Intercept	-29.4199	0.6020	-48.87	0.0000
Alter	0.0615	0.0001	790.41	0.0000
Geschlecht	-1.2934	0.0029	-443.86	0.0000
Jahr	0.0110	0.0003	36.68	0.0000

Tabelle 1.3: Parameterschätzer für Modell mit Regionen

Die Koeffizienten der Regionen sind in *Abbildung 1.4* dargestellt[7]. Die Koeffizienten sind mit einer Ausnahme[8] hoch signifikant und deuten auf regionale Unterschiede in der Häufigkeit der Erkrankung hin. In *Abbildung 1.5* sind die Residuen für das Modell mit räumlicher Variable eingezeichnet. Die Variabilität der Fallzahlen lässt sich durch Einbezug der räumlichen Information besser erklären.

---

[7]Die Abbildung erlaubt eine kompaktere Darstellung als eine Tabelle mit 53 Zeilen.
[8]Diese Ausnahme lässt sich auf die Ähnlichkeit mit der Referenzkategorie zurückführen.

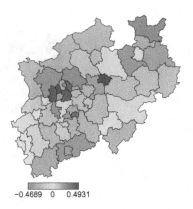

Abbildung 1.4: Koeffizienten der Regionen

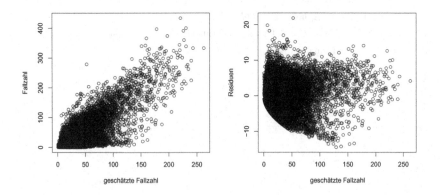

Abbildung 1.5: Residuen des generalisierten Linearen Modells mit Regioneneffekten

Die Devianz und die Pearson-Statistik deuten jedoch noch immer auf eine falsche Modellannahme hin:

$$\chi^2 = 343672.3; \; D = 363782.$$

Das *AIC* von 445472 lässt immerhin auf eine leichte Verbesserung der Modellanpassung schließen.

Die Annahme einer Poisson-Verteilung impliziert neben dem Erwartungswert $\mathbb{E}(y_i) = \lambda_i$ auch die Varianz der Zielgröße $Var(y_i) = \lambda_i$. Ein für diesen Fall typisches Problem ist die Beobachtung zusätzlicher Variabilität in den Daten, die der Verteilungsannahme widerspricht. Ein möglicher Ansatz um dem Problem der *Überdispersion* zu begegnen, ist die Verwendung eines *Dispersionsparameters* ϕ und der Annahme

$$Var(y_i|\mathbf{x}_i) = \phi\lambda_i.$$

Im Kontext allgemeiner Exponentialfamilien wird dieser Parameter vorab festgelegt. Bei der Poisson-Verteilung $\phi = 1$. Die Schätzung dieses Dispersionsparameters erlaubt eine separate Spezifikation der Varianz. Das *Quasi-Likelihood-Modell* verwendet nicht mehr die Likelihood-Funktion zur Bestimmung der Parameter. Stattdessen wird eine Quasi-Likelihood-Funktion, bzw. noch allgemeiner, eine Quasi-Score-Funktion verwendet. Für das Poisson-Modell ergibt sich die Quasi-Score-Funktion

$$\sum_{i=1}^{n} \frac{1}{\phi}\mathbf{x}_i(y_i - \lambda_i).$$

Die Quasi-Score-Funktion ist also, bis auf den Faktor $1/\phi$, identisch mit der ursprünglichen Score-Funktion. Eine allgemeinere Einführung in Quasi-Likelihood-Modelle ist z. B. in Wood (2006) Kapitel 2.1.10 zu finden.

Variable	Koeffizient	Standardabweichung	t-Wert	p-Wert
Intercept	-29.4199	2.2665	-12.98	0.0000
Alter	0.0615	0.0003	209.93	0.0000
Geschlecht	-1.2934	0.0110	-117.89	0.0000
Jahr	0.0110	0.0011	9.74	0.0000

Tabelle 1.4: Parameterschätzer und Standardabweichungen für das Quasi-Poisson-Modell

Die Problematik der Überdispersion liegt auch im obigem Modell zu den Fallzahlen vor. Mit der beschriebenen Methodik erhält man einen Dispersionsindex $\phi = 14.17615$. Die so erhaltenen Schätzer unterscheiden sich nicht von den Schätzern aus dem einfachen Poisson-Modell, da die Erwartungswert-Struktur erhalten bleibt. Die Standardabweichungen und damit auch mögliche Konfidenzintervalle vergrößern sich jedoch deutlich, was aus *Tabelle 1.4* ersichtlich wird.

2 Strukturiert-additive Regression basierend auf penalisierter Likelihood

Die einschränkende Annahme eines linearen Einflusses der beiden metrischen Kovariablen *Alter* und *Jahr* auf die Fallzahl ist eine starke parametrische Annahme an das Modell. Ziel dieses Abschnittes ist es die starke parametrische Annahme eines linearen Zusammenhangs fallen zu lassen und flexiblere Modellierungsmöglichkeiten zu diskutieren. Abbildung 2.1 vergleicht lineare und nichtlineare Effekte der zentrierten[1] Kovariablen *Alter* und *Jahr* des Lungenkrebs-Datensatzes. Dies verdeutlicht, dass eine rein lineare Modellierung den Effekt der Kovariablen nicht ausreichend beschreibt.

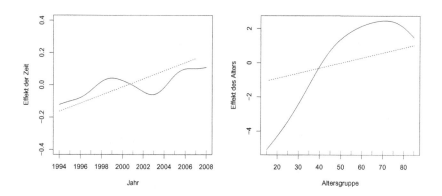

Abbildung 2.1: Lineare (- - -) und nichtlineare (——) Effekte der metrischen Kovariablen *Alter* und *Jahr*

---

[1] Zum Vorgehen zur Zentrierung um 0 siehe Fahrmeir, Kneib & Lang (2009) Abschnitt 3.1.4.

2.1 Semiparametrische Modelle

2.1.1 Polynomiale Regression

Eine einfache Möglichkeit den Einfluss flexibler zu modellieren, ist die Annahme eines polynomialen Zusammenhangs. Dazu gehen wir davon aus, dass sich der Einfluss einer Kovariable x auf einen Prädiktor η durch ein Polynom vom Grad $\leq l$ beschreiben lässt:

$$\eta = f(x) = \beta_0 + \beta_1 x^1 + ... + \beta_l x^l.$$

Dies lässt sich wieder als generalisiertes lineares Modell auffassen. Die l Potenzen der betrachteten Kovariablen $x^1, x^2, ..., x^l$, fasst man dazu als einzelne Kovariablen auf und weist ihnen einen eigenen Regressionsparameter zu. Die in Kapitel 1 betrachteten Inferenz-Methoden lassen sich so auf dieses Modell übertragen.

In dem Modell zur Prognose von Fallzahlen können wir den Einfluss der Kovariablen *Alter* und *Jahr* etwa durch kubische Polynome beschreiben. Daraus resultiert das Modell

$$
\begin{aligned}
\log(\mathbb{E}(Fallzahl_i)) \; = \; & \beta_0 + \beta_1 Alter_i + \beta_2 Alter_i^2 + \beta_3 Alter_i^3 \\
& + \beta_4 Jahr_i + \beta_5 Jahr_i^2 + \beta_6 Jahr^3 \\
& + \beta_7 Geschlecht_i + \boldsymbol{\beta_8} \mathbf{Region}_i + \log(Bevölkerung_i).
\end{aligned}
$$

Die geschätzten Parameter im Poisson-Modell sind in Tabelle 2.1 aufgelistet. Der Einfluss aller Kovariablen, mit Ausnahme der quadrierten Jahre, sind hoch signifikant.

Variable	Koeffizient	Standardabweichung	t-Wert	p-Wert
Intercept	-5.4980	0.0101	-546.16	0.0000
Alter	378.5428	1.4696	257.58	0.0000
Alter^2	-187.3454	1.0491	-178.57	0.0000
Alter^3	-7.8214	0.5901	-13.26	0.0000
Geschlecht	-1.1511	0.0029	-396.10	0.0000
Jahr	9.1976	0.2043	45.01	0.0000
Jahr^2	0.1408	0.2039	0.69	0.4898
Jahr^3	4.1191	0.2027	20.33	0.0000

Tabelle 2.1: Parameterschätzer für Modell mit kubischen Effekten

Die Residuen sind in Abbildung 2.2 eingezeichnet. Die hohen Signifikanzniveaus der Potenzen der Kovariablen, sowie die geringere Streuung der Residuen, deuten auf eine bessere Anpassung des polynomialen Modells gegenüber dem einfachen Poisson-Modell hin. Für das Modell mit polynomialen Effekten ergibt sich ein *AIC* von 212699, welches deutlich

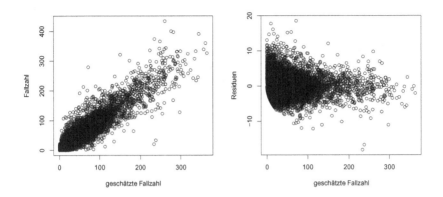

Abbildung 2.2: Residuen der polynomialen Regression

geringer ist als das *AIC* von 445472 im Modell mit linearen Effekten.

2.1.2 Splines

Im Folgenden sollen zunächst Polynom-Splines i. A. diskutiert werden und im Anschluss um Penalisierungsansätze erweitert werden. Für eine theoretische Einführung in Splines aus numerischer Sicht siehe Freund und Hoppe (2007). Eine Einführung aus statistischer Sicht liefert Fahrmeir, Kneib und Lang (2009). Einen sehr theoretischen Ansatz, basierend auf penalisierten Splines ist zu finden in Wahba (1990).

Zunächst beschränken wir uns auf den Fall einer metrischen Kovariable x, deren Einfluss auf einen Prädiktor über

$$\eta = f(x)$$

beschrieben wird, mit einer Funktion f, von der wir bisher angenommen haben, sie sei ein Polynom. Die Annahme eines polynomialen Zusammenhangs ist jedoch eine einschränkende parametrische Annahme an das Modell. Mithilfe von Polynom-Splines soll eine weitere Flexibilisierung erreicht werden. Die Idee hinter den Polynom-Splines ist es, den Wertebereich der Kovariablen in Intervalle einzuteilen und für jedes Intervall ein einzelnes Polynom zu schätzen. Die Funktion soll trotzdem gewissen Glattheitsanforderungen genügen. Daher folgende

Definition 2.1.1. *Sei $a < \kappa_1 < ... < \kappa_m < b$ und $f : [a,b] \to \mathbb{R}$ eine Funktion. f heißt Polynom-Spline vom Grad $l \geq 0$, zu der Knotenmenge $\Omega_m = \{\kappa_1, ..., \kappa_m\}$, falls*

- *$f(x)$ $(l-1)$-mal stetig differenzierbar ist und*

- *$f(x)$ auf den Intervallen $[\kappa_j, \kappa_{j+1})$, $j = 1, ..., m-1$ ein Polynom vom Grad l ist.*

Zu gegebener Knotenmenge Ω_m und gegebenem Grad l bilden die Polynom-Splines einen $(m+l-1)$-dimensionalen Vektorraum $\Pi_l(\Omega_m)$. Existiert zu dem Vektorraum eine Basis aus Basisfunktionen $B_1, ..., B_{m+l-1}$, so lässt sich jeder Polynom-Spline als Linearkombination der Basisfunktionen darstellen. Eine solche Basis ist gegeben durch die Basisfunktionen

$$B_1(x) = 1, B_2(x) = x, ..., B_{l+1}(x) = x^l,$$

$$B_{l+2}(x) = (x - \kappa_2)_+^l, ..., B_{m+l-1}(x) = (x - \kappa_{m-1})_+^l$$

mit

$$(x - \kappa_j)_+^l = \begin{cases} (x - \kappa_j)^l & x \geq \kappa_j, \\ 0 & \text{sonst.} \end{cases}$$

Ein Polynom-Spline, basierend auf der sogenannten *Basis der trunkierten Potenzen*, besteht also aus einem globalen Polynom vom Grad l, dessen höchster Koeffizient sich an jedem inneren Knoten verändert. Ein Beweis, dass diese Funktionen tatsächlich $\Pi_l(\Omega_m)$ aufspannen, ist zu finden in Hämmerlin & Hoffmann (1994). Lässt sich der Einfluss einer Kovariablen auf den Prädiktor durch einen Polynom-Spline beschreiben, so gibt es eindeutige[2] $\beta_1, ..., \beta_{m+l-1}$ mit

$$\eta = f(x) = \sum_{j=1}^{m+l-1} \beta_j B_j(x).$$

Für n Kovariablenausprägungen ergibt sich mit der Matrix

$$\mathbf{B} = \begin{pmatrix} B_1(x_1) & \cdots & B_{m+l-1}(x_1) \\ \vdots & \ddots & \vdots \\ B_1(x_n) & \cdots & B_{m+l-1}(x_n) \end{pmatrix} = \begin{pmatrix} 1 & x_1 & \cdots & (x_1 - \kappa_{m-1})_+^l \\ \vdots & \vdots & \ddots & \vdots \\ 1 & x_n & \cdots & (x_n - \kappa_{m-1})_+^l \end{pmatrix}$$

wieder ein generalisiertes lineares Modell

$$\boldsymbol{\eta} = \mathbf{B}\boldsymbol{\beta}.$$

Die Basisfunktionen, ausgewertet an den Kovariablenausprägungen, werden dabei als einzelne Kovariablen betrachtet. Damit können die aus Kapitel 1 bekannten Inferenz-Methoden zur Schätzung der Parameter $\beta_1, ..., \beta_{m+l-1}$ verwendet werden.

Eine weitere Basis des Vektorraumes $\Pi_l(\Omega_m)$ bilden die *Basic-Splines* bzw. B-Splines. Diese lassen sich rekursiv definieren über

$$B_j^l(x) = \frac{x - \kappa_j}{\kappa_{j+1} - \kappa_j} B_j^{l-1}(x) + \frac{\kappa_{j+l+1} - x}{\kappa_{j+l+1} - \kappa_{j+1}} B_{j+1}^{l-1}(x),$$

und

$$B_j^0(x) = \mathbf{1}_{[\kappa_j, \kappa_{j+1})}(x),$$

wobei $\mathbf{1}_{[\kappa_j, \kappa_{j+1})}(x)$ die Indikatorfunktion ist, i.e. $\mathbf{1}_{[\kappa_j, \kappa_{j+1})}(x) = 1$ für $x \in [\kappa_j, \kappa_{j+1})$ und $\mathbf{1}_{[\kappa_j, \kappa_{j+1})}(x) = 0$ für $x \notin [\kappa_j, \kappa_{j+1})$. Der Beweis, dass die B-Splines tatsächlich eine Basis von $\Pi_l(\Omega_m)$ bilden, ist zu finden in Freund & Hoppe (2007). Bereits an den Basisfunktionen vom Grad $l = 1$

$$B_j^l = \frac{x - \kappa_j}{\kappa_{j+1} - \kappa_j} \mathbf{1}_{[\kappa_j, \kappa_{j+1})}(x) + \frac{\kappa_{j+2} - x}{\kappa_{j+2} - \kappa_{j+1}} \mathbf{1}_{[\kappa_{j+1}, \kappa_{j+2})}(x)$$

ist zu erkennen, dass neben den m Knoten aus Ω_m weitere Knoten außerhalb des Wertebereichs benötigt werden. Dies setzt sich auch für B-Splines höheren Grades fort. Für die j-te B-Spline Basisfunktion l-ten Grades gilt

$$B_j^l(x) \begin{array}{l} > 0 \text{ falls } x \in [\kappa_j, \kappa_{j+l+1}) \\ = 0 \text{ sonst.} \end{array} \qquad (2.1.1)$$

---

[2] Aus frequentistischer Sicht.

Die Knotenmenge Ω_m wird daher um $2l$ Knoten ergänzt zu der erweiterten Knotenmenge

$$\Omega_m^l = \left\{ \kappa_{-l+1}, \kappa_{-l+2}, ..., \kappa_{m+l-1}, \kappa_{m+l} \right\} = \Omega_m \cup \left\{ \kappa_{-l+1}, ..., \kappa_0 \right\} \cup \left\{ \kappa_{m+1}, ..., \kappa_{l+m} \right\}.$$

Im Fall äquidistanter Knoten, auf den wir uns hier beschränken, stellt dies kein Problem dar.

Analog zur Basis der trunkierten Potenzen lässt sich die Schätzung eines Polynom-Splines wieder in ein generalisiertes lineares Modell überführen mit der Designmatrix

$$\mathbf{B} = \begin{pmatrix} B_1^l(x_1) & \cdots & B_{m+l-1}^l(x_1) \\ \vdots & \ddots & \vdots \\ B_1(x_n)^l & \cdots & B_{m+l-1}^l(x_n) \end{pmatrix}. \tag{2.1.2}$$

Die Eigenschaft (2.2.1) ist aus numerischer Sicht vorteilhaft, da die Matrix mit den Funktionenauswertungen somit dünn besetzt ist.

2.1.3 Penalisierung

Durch die Verwendung von Polynom-Splines kann der Effekt einer Kovariable auf einen Prädiktor flexibel modelliert werden. Allerdings hängt die geschätzte Funktion noch immer stark von subjektiven Annahmen über Position und Anzahl der Knoten ab. Ziel semiparametrischer Verfahren ist es, die Funktion möglichst datengesteuert, ohne zu starke parametrische Annahmen zu schätzen. Eine Möglichkeit sich diesem Ziel zu nähern, ist die Verwendung von Penalisierungsansätzen, die im Folgenden genauer beschrieben werden.

Durch die Darstellung eines Polynom-Splines als Linearkombination von Basisfunktionen kann die Schätzung einer Funktion auf die Schätzung eines Parametervektors $\boldsymbol{\beta}$ zurückgeführt werden. Diese Schätzung erfolgt, wie in Kapitel 1 beschrieben, bei nichtnormalverteilter Response durch Maximierung der Log-Likelihood $l(\boldsymbol{\beta})$. Die Anzahl der Knoten entscheidet dabei maßgeblich über die Länge des Vektors $\boldsymbol{\beta}$, also über die Anzahl zu schätzender Parameter. Die Idee sogenannter Penalisierungsansätze, ist es eine hohe Anzahl äquidistanter Knoten vorzugeben, und somit auch vieler Parameter, aber gleichzeitig zusätzliche Bedingungen an die Parameter zu stellen. Die zusätzlichen Bedingungen wirken über einen Term, den Penalisierungsterm, in der Log-Likelihood auf die Schätzung der Parameter. Die so erhaltene penalisierte Log-Likelihood

$$l_{pen}(\boldsymbol{\beta}) = l(\boldsymbol{\beta}) - \frac{1}{2}\lambda J(\boldsymbol{\beta}),$$

wobei $J(\boldsymbol{\beta})$ der Penalisierungsterm und $\lambda \geq 0$ der sogenannte Glättungsparameter ist, ist nun bzgl. $\boldsymbol{\beta}$ zu maximieren.

Während eine große Zahl von Knoten zu einer sehr variablen Funktion führt, bestraft der Penalisierungsterm starke Schwankungen der Funktion. Die Stärke der Penalisierung wird über den Parameter λ gesteuert. Für $\lambda = 0$ erhält man eine unpenalisierte Schätzung; ein großer Wert für λ führt hingegen üblicherweise zu Funktionen mit geringer Variabilität.

Bei der Basis der trunkierten Potenzen besteht eine Möglichkeit zur Penalisierung darin, ein globales Polynom zu wählen und die Änderungen an den Knotenpunkten zu bestrafen. Dies lässt sich durch den Penalisierungsterm

$$J(\boldsymbol{\beta}) = \sum_{j=l+2}^{l+m-1} \beta_j^2 = \boldsymbol{\beta}' \mathbf{K} \boldsymbol{\beta}$$

formalisieren, wobei $\mathbf{K}$ eine Diagonalmatrix ist, deren $l+1$ erste Diagonalelemente 0 und alle Weiteren 1 sind. Für $\lambda \to \infty$ wird der Penalisierungsterm groß und eine Maximierung der penalisierten Log-Likelihood führt zu $\beta_j \to 0$ für $j = l+2, ..., m+l-1$.

Eine häufig verwendete Form der Penalisierung ist die Betrachtung der quadrierten zweiten Ableitung einer Funktion, was ein Maß für die Krümmung einer Funktion ist. Als Penalisierungsterm ergibt sich folglich das Integral der quadrierten zweiten Ableitung:

$$J(\boldsymbol{\beta}) = \int (f''(x))^2 \, dx.$$

Wird f in Form eines Basisfunktionenansatzes geschätzt, so lässt sich der Penalisierungsterm wieder in einer vorteilhaften quadratischen Form schreiben:

$$
\begin{aligned}
\int (f''(x))^2 \, dx &= \int \left(\sum_{j=1}^{m+l-1} \beta_j B_j^{l''}(x) \right) \, dx \\
&= \int \left(\sum_{i=1}^{m+l-1} \sum_{j=1}^{m+l-1} \beta_i \beta_j B_i^{l''}(x) B_j^{l''}(x) \right)^2 \, dx \\
&= \sum_{i=1}^{m+l-1} \sum_{j=1}^{m+l-1} \beta_i \beta_j \int B_i^{l''}(x) B_j^{l''}(x) \, dx \\
&= \boldsymbol{\beta}' \mathbf{K} \boldsymbol{\beta}.
\end{aligned}
$$

Betrachtet man das allgemeine Optimierungsproblem

$$\max_{f \in \mathcal{C}^2([a,b])} l(f) - \frac{1}{2}\lambda \int (f''(x))^2 \, dx,$$

wobei $\mathcal{C}^2([a,b])$ die Menge der zweimal stetig differenzierbaren Funktionen auf dem Intervall $[a,b]$ ist, so ergibt sich die Funktionenklasse der natürlichen kubischen (Glättungs-)Splines[3]. Genauer ergibt sich die Funktionenklasse der natürlichen kubischen Splines zu der Knotenmenge $\Omega_k = \{\kappa_{(1)}, ..., \kappa_{(k)}\}$, mit den k geordneten Kovariablenausprägungen $a \leq x_{(1)} = \kappa_{(1)} < ... < x_{(k)} = \kappa_{(k)} \leq b$.

Definition 2.1.2. *Eine Funktion f zu einer Knotenmenge Ω_m ist genau dann ein natürlicher kubischer Spline, wenn*

- *f ein Polynom-Spline dritten Grades zu der Knotenmenge Ω ist und*

- *$f''(a) = f''(b) = 0$ gilt.*

Im Falle einer B-Spline-Basis erhält man eine Approximation der Penalisierung mithilfe der sogenannten zweiten Differenzen

$$\Delta^2 \beta_j = \beta_j - 2\beta_{j-1} + \beta_{j-2}$$

---

[3]Für einen Beweis dieser Aussage siehe Anhang B Seite 128.

über den Penalisierungsterm

$$J(\beta) = \sum_{j=3}^{m+l-1} \left(\Delta^2 \beta_j \right)^2 .$$

Ein Beweis dieser Aussage ist zu finden in Eilers & Marx (1996).

Eine solche Approximation ist immer dann sinnvoll, wenn die Anzahl an unterschiedlichen Kovariablenausprägungen groß ist, da sich bei der Verwendung der allgemeinen Lösung sonst eine ebenso große Anzahl an Parametern ergibt. In den vorliegenden Datensätzen zu Fallzahlen, ist jedoch eine Verwendung der natürlichen kubischen Splines insofern sinnvoll, als sich für die beiden, semiparametrisch zu modellierende, Kovariablen *Jahr* und *Alter* jeweils nur 15 Kovariablenausprägungen ergeben. Für die frequentistische Inferenz wurden daher zwei Formen von Glättungssplines verwendet. Zum einen ein natürlicher kubischer Spline[4]. Zum anderen wurden Thin Plate Regression Splines verwendet, die wir im folgenden Abschnitt besprechen.

In generalisierten semiparametrischen Modellen mit Penalisierung erfolgt die Schätzung der Parameter durch eine Maximierung der penalisierten Log-Likelihood

$$l_{pen}(\boldsymbol{\beta}) = l(\boldsymbol{\beta}) - \frac{1}{2} \lambda J(\boldsymbol{\beta}).$$

Die Maximierung der Log-Likelihood insbesondere im log-linearen Poisson-Modell wurde in Kapitel 1 beschrieben. Dafür wurde eine iterativ gewichtete KQ-Schätzung verwendet, siehe (2.0.1). Diese Verfahren müssen zur Maximierung der penalisierten Log-Likelihood leicht verändert werden. Betrachte dazu zunächst die penalisierte Log-Likelihood im log-linearen Poisson-Modell mit bekanntem Glättungsparameter ν

$$l_{pen}(\boldsymbol{\beta}) = l(\boldsymbol{\beta}) - \frac{1}{2} \nu \boldsymbol{\beta}' \mathbf{K} \boldsymbol{\beta} = \sum_{i=1}^{n} y_i \left(\mathbf{x}_i \boldsymbol{\beta}' - \exp(\mathbf{x}_i \boldsymbol{\beta}') \right) - \frac{1}{2} \nu \boldsymbol{\beta}' \mathbf{K} \boldsymbol{\beta}.$$

Die penalisierte Score-Funktion erhält man durch Ableiten der Log-Likelihoodfunktion nach $\boldsymbol{\beta}$:

$$s(\boldsymbol{\beta}) = \frac{\partial l_{pen}(\boldsymbol{\beta})}{\partial \boldsymbol{\beta}} = \sum_{i=1}^{n} \mathbf{x}_i \left(y_i + \exp(\mathbf{x}_i \boldsymbol{\beta}) \right) - \nu \mathbf{K} \boldsymbol{\beta} = \mathbf{X}'(\mathbf{y} - \boldsymbol{\lambda}) - \nu \mathbf{K} \boldsymbol{\beta}.$$

Für die erwartete Fisher-Information ergibt sich analog

$$F(\boldsymbol{\beta}) = \mathbf{X}' \mathbf{W} \mathbf{X} - \nu \mathbf{K}.$$

---

[4]Siehe Wood (2006) Seite 150 für die entsprechende Basis.

Das Fisher-Scoring-Verfahren lässt sich analog zu Kapitel 1 herleiten:

$$\beta^{[k+1]} = \beta^{[k]} + (\mathbf{X}'\mathbf{W}^{[k]}\mathbf{X} + \nu\mathbf{K})^{-1}\left(\mathbf{X}'(\mathbf{y} - \boldsymbol{\lambda}) - \nu\mathbf{K}\beta^{[k]}\right).$$

Das Fisher-Scoring-Verfahren kann in Form einer penalisierten iterativ gewichteten KQ-Schätzung geschrieben werden

$$\beta^{[k+1]} = \left(\mathbf{X}'\mathbf{W}^{[k]}\mathbf{X} + \nu\mathbf{K}\right)^{-1}\mathbf{X}'\mathbf{W}^{[k]}\tilde{\mathbf{y}}^{[k]}, \qquad (2.1.3)$$

mit

$$
\begin{aligned}
\tilde{\mathbf{y}}^{[k]} &= (\mathbf{X}'\mathbf{W}^{[k]})^{-1}(\mathbf{X}'\mathbf{W}^{[k]}\mathbf{X} - \nu\mathbf{K})\beta^{[k]} + \left(\mathbf{W}^{[k]}\right)^{-1}\left((\mathbf{y} - \boldsymbol{\lambda}) - \nu\mathbf{X}'^{-1}\mathbf{K}\beta^{[k]}\right) \\
&= \mathbf{X}\beta^{[k]} + \left(\mathbf{W}^{[k]}\right)^{-1}(\mathbf{y} - \boldsymbol{\lambda}) \\
&= \mathbf{X}\beta^{[k]} + \left(\mathbf{W}^{[k]}\right)^{-1}\left(\mathbf{y} - \exp(\mathbf{X}\beta^{[k]})\right).
\end{aligned}
$$

Dieses entspricht der Minimierung des penalisierten gewichteten Kleinste-Quadrate-Kriteriums bzgl. β

$$PGKQ(\beta, \nu) = (\tilde{\mathbf{y}} - \mathbf{X}\beta)'\mathbf{W}^{[k]}(\tilde{\mathbf{y}} - \mathbf{X}\beta) + \nu\beta'\mathbf{K}\beta, \qquad (2.1.4)$$

mit der allgemeinen Lösung

$$\hat{\beta} = \left(\mathbf{X}'\mathbf{W}^{[k]}\mathbf{X} + \nu\mathbf{K}\right)^{-1}\mathbf{X}'\mathbf{W}^{[k]}\tilde{y}^{[k]}.$$

Das Verfahren der wiederholten Anwendung einer penalisierten iterativ gewichteten KQ-Schätzung bis zur Konvergenz der Parameter $\hat{\beta}$ bezeichnen wir im Folgenden als penalisierten iterativ gewichteten KQ-Schätzer (P-IGKQ)-Algorithmus.

2.1.4 Thin Plate Regression Splines

In den bisher betrachteten Basisfunktionenansätzen haben wir die Knotenmenge $\Omega_m = \{\kappa_1, ..., \kappa_m\}$ als gegeben betrachtet und sind von einer äquidistanten Anordnung ausgegangen. Für die Wahl der Knoten bzw. der Knotenmenge bestehen weitere Möglichkeiten, z. B. eine quantilbasierte oder visuelle Knotenwahl. Während die Anzahl der Knoten m durch Penalisierungsansätze reguliert wird, besteht für die Knotenwahl kein automatisiertes Verfahren.

Die im Folgenden behandelten Thin Plate Regression Splines beheben dieses Problem durch einen nicht knotenbasierten Ansatz. Diese basieren auf Thin Plate Splines, die ein mehrdimensionales Analogon zu den natürlichen kubischen Splines bilden. Somit lassen sich mehrere metrische Einflussgrößen gleichzeitig durch dieses Verfahren modellieren. Die theoretischen Grundlagen, sogenannte Thin Plate Splines gehen zurück auf Duchon

(1977). In Wahba (1990) werden Thin Plate Regression Splines als sogenanntes Low-Rank-Verfahren vorgestellt. Eine Einführung ist zu finden in Wood (2006).

Thin Plate Splines

Die natürlichen kubischen Interpolations-Splines zu einer Menge von Punkten $\Gamma = \{x_i, y_i, i = 1, ..., n\}$ ergeben sich aus der Menge der zweimal stetig differenzierbaren interpolierenden Funktionen

$$\mathcal{D}_\Gamma = \{f \in \mathcal{C}(\mathbb{R}) \, | \, f(x_i) = y_i, \ i = 1, ..., n\}$$

durch Minimierung des Optimalitätskriteriums

$$J(f) = \int (f''(x))^2.$$

Analog zu diesem Vorgehen ergeben sich die Thin Plate Splines zu der Menge $\Gamma = \{\mathbf{x}_i, y_i, i = 1, ..., n\}$, wobei $\mathbf{x}_i \in \mathbb{R}^d$ und $\mathcal{D}_\Gamma = \{f \in \mathcal{C}(\mathbb{R}^d) \, | \, f(\mathbf{x}_i) = y_i, \ i = 1, ..., n\}$ für $2m > d + 1$ durch

$$\min_{f \in \mathcal{D}_\Gamma} \nu J_m^d(f).$$

Der Strafterm ist definiert durch

$$J_m^d(f) = \int_{\mathbb{R}^d} \sum_{\alpha_1 + ... + \alpha_d = m} \frac{m!}{\alpha_1! ... \alpha_d!} \left(\frac{\partial^m f}{\partial x_1^{\alpha_1} ... \partial x_d^{\alpha_d}} \right)^2 dx_1 ... dx_d. \tag{2.1.5}$$

Die Lösungen von 2.1.5 lassen sich schreiben als

$$f_\nu(\mathbf{x}) = \sum_{i=1}^n \beta_i E_m^d (\| \mathbf{x} - \mathbf{x}_i \|) + \sum_{j=1}^M \gamma_j B_j(\mathbf{x}),$$

mit den zu schätzenden Parametervektoren $\boldsymbol{\beta}$ und $\boldsymbol{\gamma}$ unter der Nebenbedingung $\sum_{i=1}^n \beta_i B_j(\mathbf{x}_i) = 0$ für $j = 1, ..., M$. Die Funktionen B_j bilden eine Basis der Polynome vom Grad kleiner m:

$$span(B_1, ..., B_M) = \Pi_{m-1}(\mathbb{R}^d).$$

Die Funktion E_m^d ist gegeben durch

$$E_m^d(z) = \begin{cases} \theta_m^d z^{2m-d} \log(z) & d \text{ gerade} \\ \theta_m^d z^{2m-d} & d \text{ ungerade} \end{cases}$$

mit

$$\theta_m^d = \begin{cases} \frac{(-1)^{m+1+d/2}}{2^{2m-1} \pi^{d/2} (m-1)! (m-d/2)!} & d \text{ gerade} \\ \frac{\Gamma(d/2-m)}{2^{2m} \pi^{d/2} (m-1)!} & d \text{ ungerade}. \end{cases}$$

Für die Funktionen $E(s,t) = E_m^d(\| s - t \|)$ gilt

$$\Delta^m E(\cdot, \mathbf{x}_i) = \delta_{\mathbf{x}_i} \text{ für } i = 1, ..., n,$$

wobei $\delta_{\mathbf{x}_i}$ die Diracsche Deltafunktion ist[5]. Damit folgt für den Thin Plate Spline

$$\Delta^m f_\nu(\mathbf{x}) = 0 \text{ für } \mathbf{x} \neq \mathbf{x}_i, \ i = 1, ..., n.$$

Die Schätzung der Koeffizienten eines Thin Plate Splines lässt sich somit auf die Minimierung des penalisierten Kleinste-Quadrate-Kriteriums

$$(\mathbf{y} - \mathbf{E}\boldsymbol{\beta} - \mathbf{B}\boldsymbol{\gamma})'(\mathbf{y} - \mathbf{E}\boldsymbol{\beta} - \mathbf{B}\boldsymbol{\gamma}) + \nu\boldsymbol{\beta}'\mathbf{E}\boldsymbol{\beta} \qquad (2.1.6)$$

bzgl. $\boldsymbol{\beta}$ und $\boldsymbol{\gamma}$ unter der Nebenbedingung $\mathbf{B}'\boldsymbol{\beta} = \mathbf{0}$ zurückführen. Dabei ist

$$\mathbf{E} = \begin{pmatrix} E(\mathbf{x}_1, \mathbf{x}_1) & \cdots & E(\mathbf{x}_1, \mathbf{x}_n) \\ \vdots & \ddots & \vdots \\ E(\mathbf{x}_n, \mathbf{x}_1) & \cdots & E(\mathbf{x}_n, \mathbf{x}_n) \end{pmatrix}.$$

Die Anzahl der zu schätzenden Parameter übersteigt in diesem Fall die Anzahl an Beobachtungen. Auf Basis der Thin Plate Splines lässt sich ein Low-Rank-Verfahren im Sinne von Hastie (1996), der die Eigenwertzerlegung der Glättungsmatrix verwendet, entwickeln. Hieraus resultieren die Thin Plate Regression Splines. Die grundlegende Idee von Thin Plate Regression Splines ist es, nur die führenden Eigenwerte der Matrix $\mathbf{E}$ zu verwenden. Sei $\mathbf{E} = \mathbf{P}\mathbf{D}\mathbf{P}'$ eine Eigenwertzerlegung von $\mathbf{E}$ mit der Diagonalmatrix $\mathbf{D} = diag\,(\lambda_1, ..., \lambda_n)$. Die Eigenwerte sind dabei absteigend der Größe nach sortiert, so dass $|\lambda_{i-1}| \geq |\lambda_i|$. Die Matrix $\mathbf{P}$ enthält die dazugehörigen Eigenvektoren. Verwendet man nur die k führenden Eigenwerte $\lambda_1, ..., \lambda_k$, erhält man die Diagonalmatrix $\mathbf{D}_k = diag\,(\lambda_1, ..., \lambda_k)$ und die dazugehörige Matrix $\mathbf{U}_k$, die aus den Eigenvektoren $v_1, ..., v_k$ zu den Eigenwerten $\lambda_1, ..., \lambda_k$ besteht. Beschränkt man sich auf den von $v_1, ..., v_k$ aufgespannten Raum, so erhält man für das Kleinste-Quadrate-Kriterium 2.1.6 das modifizierte Kleinste-Quadrate-Kriterium

$$(\mathbf{y} - \mathbf{P}_k\mathbf{D}_k\boldsymbol{\beta}_k - \mathbf{B}\boldsymbol{\gamma})'(\mathbf{y} - \mathbf{P}_k\mathbf{D}_k\boldsymbol{\beta}_k - \mathbf{B}\boldsymbol{\gamma}) + \nu\boldsymbol{\beta}_k'\mathbf{D}_k\boldsymbol{\beta}_k$$

unter der Nebenbedingung $\mathbf{B}'\mathbf{P}_k\boldsymbol{\beta}_k = \mathbf{0}$. Der Vektor $\boldsymbol{\beta}_k$ entsteht durch die Projektion $\boldsymbol{\beta} = \mathbf{P}_k\boldsymbol{\beta}_k$. Aus numerischer Sicht ist eine effiziente Eigenwertzerlegung von $\mathbf{E}$ das eigentliche Problem. Die gewünschten trunkierten Matrizen $\mathbf{D}_k$ und $\mathbf{P}_k$ lassen sich jedoch mithilfe von Lanczos-Iterationen effizient bestimmen. Wood (2003) zeigt, dass die Wahl der Matrix $\mathbf{E}_k$ den Fehler unter allen Matrizen vom Rank k minimiert.

---

[5]Siehe Wahba (1990).

2.1.5 Räumliche Glättung

Die durch Penalisierungsansätze erreichte Glättung von Polynom-Splines lässt sich, in anderer Form, auch auf die räumliche Glättung einer diskreten Lokationsvariable anwenden. Damit soll die räumliche Korrelation der Daten in der Schätzung berücksichtigt werden. Des Weiteren soll die effektive Parameterzahl reduziert werden. In dem Modell aus Abschnitt 1.3 wurde jeder Region s ein eigener Regressionskoeffizient $f_{geo}(s) = \gamma_s$, $s = 1, ..., d$ mit $d = 53$ zugewiesen. Die Penalisierung soll erreichen, dass sich die Koeffizienten benachbarter Regionen nicht zu stark unterscheiden. Eine Nachbarschaft ist dabei über gemeinsame Grenzen definiert, wie in Abbildung 2.3 zu sehen.

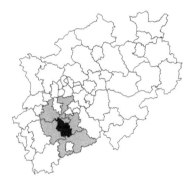

Abbildung 2.3: Die Nachbarregionen der Region Köln

Für die Koeffizienten zweier benachbarten Regionen r und s ist der Term $(\gamma_r - \gamma_s)^2$ ein Maß für den Unterschied der Koeffizienten. Summieren wir diese Terme über alle existierenden Nachbarschaften, erhalten wir den Penalisierungsterm

$$J(\boldsymbol{\gamma}) = \sum_{s=2}^{d} \sum_{\substack{r \in N(s) \\ r < s}} (\gamma_r - \gamma_s)^2 ,$$

wobei $N(s)$ die Menge aller zu s benachbarter Regionen ist.

Wie in Abschnitt 2.2 lässt sich dieser Penalisierungsterm wieder als quadratische Form in

Matrixnotation darstellen. Mithilfe einer Nachbarschaftsmatrix

$$\mathbf{K}[s,r] = \begin{cases} -1 & s \neq r, s \in N(r), \\ 0 & s \neq r, s \notin N(r), \\ |N(s)| & s = r \end{cases}$$

lässt sich obiger Penalisierungsterm schreiben als $\boldsymbol{\gamma}'\mathbf{K}\boldsymbol{\gamma}$.

2.2 Generalisierte additive Modelle

Die in Kapitel 2 behandelten Verfahren erlauben eine flexible Modellierung des Effektes genau einer Kovariable auf einen Prädiktor sowie eine Erweiterung dieser Konzepte auf die Glättung der Schätzung einer räumlichen Variable. Häufig wird nicht nur der Effekt einer einzigen Kovariable, sondern mehrerer Kovariablen $x_1, ..., x_k$ modelliert. In (generalisierten) additiven Modellen wird der gemeinsamen Funktion der Kovariablen eine additive Struktur

$$\eta = f(x_1, ..., x_k) = f_1(x_1) + ... + f_k(x_k)$$

unterstellt.

Sind nicht alle Kovariablen metrisch, so lässt sich der Prädiktor in einen linearen und einen additiven Prädiktor

$$\eta = \eta^{lin} + \eta^{add}$$

aufteilen mit

$$\eta^{lin} = \beta_0 + \beta_1 x_1 + ... + \beta_r x_r \text{ und } \eta^{add} = f_1(x_{r+1}) + ... + f_p(x_{r+p}).$$

Für die Funktionen $f_1(x_{r+1}) + ... + f_p(x_{r+p})$ tritt ein Identifikationsproblem auf. Denn es gilt

$$f_1(v) + f_2(w) = f_1(v) - c + f_2(w) + c = \tilde{f}_1(v) + \tilde{f}_2(w)$$

mit einer beliebigen Konstanten c und den Funktionen $\tilde{f}_1(v) = f_1(v) - c$ und $\tilde{f}_2(w) = f_2(w) - c$. Zur Behebung des Identifikationsproblems werden weitere Restriktionen benötigt. Eine Möglichkeit ist die Zentrierung um 0:

$$\sum_{i=1}^{n} f_1(x_{r+1,i}) = ... = \sum_{i=1}^{n} f_p(x_{r+p,i}) = 0. \tag{2.2.7}$$

Eine solche Restriktion lässt sich auch in die Schätzung von generalisierten additiven Modellen aufnehmen, wie wir im Folgenden sehen werden.

Diese Modelle lassen sich auch durch eine diskrete oder stetige Lokationsvariable $f_{geo}(x_s)$

erweitern. Dies führt zu sogenannten geoadditiven Modellen

$$\eta = \eta^{lin} + \eta^{add} + f_{geo}(s).$$

Ist die Annahme additiver Effekte für zwei Kovariablen nicht gegeben, so lässt sich auch die Interaktion in additiven Modellen berücksichtigen. Ebenso lassen sich auch zufällige Effekte in generalisierte additive Modelle integrieren. Modelle dieses Typs werden auch *strukturiert-additive Regressions-Modelle* genannt und haben die Form

$$\eta = \beta_0 + \beta_1 x_1 + \dots + \beta_r x_r + f_1(x_{r+1}) + \dots + f_p(x_{r+p}) + f_{geo}(x_s) + f_{r+p+1}(x_{r+p+1}, x_{r+p+2}) + \gamma u,$$

wobei $f_{r+p+1}(x_{r+p+1}, x_{r+p+2})$ die nichtlinearen Effekte mit Interaktion zwischen x_{r+p+1} und x_{r+p+2} beschreibt und u ein individuenspezifischer zufälliger Effekt ist. In Kapitel 3 werden wir die Modellierungsmöglichkeiten um die Verwendung zufälliger Effekte, insb. für die zeitliche und die räumliche Kovariable, erweitern. Daher verwenden wir dort den allgemeinen Terminus der strukturiert-additiven Regressions-Modelle (STAR-Modelle), die den hier verwendeten Spezialfall der generalisierten additiven Modelle enthält. Modellierungsmöglichkeiten für Modelle mit Interaktionen werden unter anderem behandelt in Wood (2006), Seite 154-167.

2.2.1 Inferenz in generalisierten additiven Modellen

In Kapitel 2 haben wir jeden Polynom-Spline f_j, der den nichtlinearen Effekt einer Kovariable x_j beschreibt, mithilfe einer Linearkombination von Basisfunktionen dargestellt

$$f_j(x_j) = \sum_{i=1}^{q_j} \beta_{ji} B_{ji}(x_j).$$

Für n Beobachtungen der Kovariable x_j erhält man den Vektor mit den Funktionsauswertungen $\mathbf{f_j}$ durch

$$\mathbf{f}_j = \mathbf{B}_j \boldsymbol{\beta}_j, \tag{2.2.8}$$

wobei $\mathbf{B_j}$ die Matrix der Funktionsauswertungen der beobachteten Kovariablen ist und die Form der Matrix aus (2.1.2) hat.

Um das Identifizierungsproblem zu beheben, müssen noch die Restriktionen (3.0.1) beachtet werden. Eine Reparametrisierung erlaubt es die vorteilhafte parametrische Struktur (3.1.2) zu erhalten. In Matrixnotation lässt sich (3.0.1) schreiben als

$$\mathbf{1}' \mathbf{B}_j \boldsymbol{\beta}_j = 0.$$

Mithilfe der QR-Zerlegung erhält man

$$(\mathbf{1}'\mathbf{B}_j)' = \mathbf{Q}\mathbf{r}$$

mit der orthogonalen $q_j \times q_j$-Matrix $\mathbf{Q}$ und dem Vektor $\mathbf{r} = [r \; 0 \cdots 0]'$. Bezeichne $\mathbf{Q}_2$ die Matrix mit den $(q_j - 1)$ letzten Spalten von $\mathbf{Q}$ und $\mathbf{q}_1$ den Vektor, bestehend aus der ersten Spalte von $\mathbf{Q}$, also

$$\mathbf{Q} = [\mathbf{q}_1 \; \mathbf{Q}_2] .$$

Mit dem Vektor $\boldsymbol{\gamma}_j$, wobei $\boldsymbol{\beta}_j = \mathbf{Q}_2\boldsymbol{\gamma}_j$, folgt

$$\mathbf{1}'\mathbf{B}_j\boldsymbol{\beta}_j = \mathbf{r}'(\mathbf{Q})'\mathbf{Q}_2\boldsymbol{\gamma}_j = \mathbf{r}'[\mathbf{q}_1 \; \mathbf{Q}_2]'\mathbf{Q}_2\boldsymbol{\gamma}_j = \mathbf{r}' \cdot \begin{bmatrix} \mathbf{q}_1' \\ \mathbf{Q}_2' \end{bmatrix} \mathbf{Q}_2\boldsymbol{\gamma}_j = \mathbf{r}' \cdot \begin{bmatrix} 0 \\ \mathbf{I} \end{bmatrix} \boldsymbol{\gamma}_j = 0 .$$

Mit dem neuen Parametervektor $\boldsymbol{\gamma}_j$ der Länge $q_j - 1$ und der $n \times (q_j - 1)$ Matrix $\mathbf{X}_j = \mathbf{B}_j\mathbf{C}$ erhält man

$$\mathbf{f}_j = \mathbf{X}_j\boldsymbol{\gamma}_j .$$

Statt die Matrix $\mathbf{Q}_2$ explizit auszurechnen, reicht es numerische effizientere Householder-Transformationen auf $\mathbf{B}_j$ und $\boldsymbol{\beta}_j$ anzuwenden.

Alle nichtlinearen Funktionen lassen sich so in einem Modell zusammenfassen. Durch die Designmatrix $\mathbf{X}^{add} = [\mathbf{X}_1 \cdots \mathbf{X}_p]$ und den Parametervektor $\boldsymbol{\gamma} = [\boldsymbol{\gamma}_1' \cdots \boldsymbol{\gamma}_p']$ erhält man für den additiven Prädiktor

$$\eta^{add} = \mathbf{X}^{add}\boldsymbol{\gamma} .$$

Sollen ebenfalls Kovariablen mit linearen Effekten modelliert werden, so lassen sich der lineare Prädiktor

$$\eta^{lin} = \mathbf{X}^{lin}\tilde{\boldsymbol{\beta}}$$

und der additive Prädiktor in einem Modell auffassen als

$$\eta = \mathbf{X}\boldsymbol{\beta}, \tag{2.2.9}$$

wobei $\mathbf{X} = [\mathbf{X}^{add} \; \mathbf{X}^{lin}]$ und $\boldsymbol{\beta}' = [\tilde{\boldsymbol{\beta}}' \; \boldsymbol{\gamma}']$.

Bei (3.1.3) handelt es sich wieder um ein generalisiertes lineares Modell. Zur Schätzung der Parameter können wieder die Verfahren aus Kapitel 1 verwendet werden, insbesondere die iterativ gewichtete KQ-Schätzung (1.2.1).

Die in Kapitel 2.3 erläuterten Verfahren zur Penalisierung lassen sich auch auf das generalisierte additive Modell anwenden. Dafür gehen wir von einem quadratischen Penalisierungsterm $\boldsymbol{\beta}_j'\hat{\mathbf{K}}_j\boldsymbol{\beta}$ aus, mit der Strafmatrix $\hat{\mathbf{K}}_j$. Durch die Reparametrisierung in Folge der Zentrierung der nichtlinearen Funktion $f_j(\cdot)$, ändert sich auch die Strafmatrix zu $\tilde{\mathbf{K}}_j = \mathbf{Q}_2'\hat{\mathbf{K}}_j\mathbf{Q}_2$. Damit erhält man $\boldsymbol{\gamma}_j'\tilde{\mathbf{K}}_j\boldsymbol{\gamma}_j$ als Penalisierungsterm für die j-te nichtlineare

Funktion. Erweitert man die Matrix $\tilde{\mathbf{K}}_j$ nun geeignet um Nullen und erhält so die Matrix $\mathbf{K}_j$, so lässt sich der Penalisierungsterm auch mit dem vollen Parametervektor aus (3.1.3) schreiben als

$$\boldsymbol{\beta}'\mathbf{K}_j\boldsymbol{\beta}. \qquad (2.2.10)$$

In generalisierten additiven Modellen mit Penalisierung erfolgt die Schätzung der Parameter, wie schon in Kapitel 2 bei generalisierten semiparametrischen Modellen mit Penalisierung, durch Maximierung der penalisierten Log-Likelihood:

$$l_{pen}(\boldsymbol{\beta}) = l(\boldsymbol{\beta}) - \frac{1}{2}\sum_{i=1}^{p}\nu_i\boldsymbol{\beta}'\mathbf{K}_i\boldsymbol{\beta}.$$

Analog zu Kapitel 2.3 können nun Verfahren zur Bestimmung des Schätzers $\hat{\boldsymbol{\beta}}$ verwendet werden. Insbesondere die penalisierte iterativ gewichtete KQ-Schätzung in Form von (2.3.3) kann bei gegebenen Glättungsparametern angewendet werden.

2.2.2 Wahl der Glättungsparameter

Mit den bisher entwickelten Methoden ist es möglich ein generalisiertes additives Modell bei gegebenem Glättungsparameter zu schätzen. In diesem Abschnitt sollen einige Möglichkeiten zur optimalen Wahl des Glättungsparameters besprochen werden. Generell lassen sich die bestehenden Ansätze zur Wahl der Glättungsparameter $\boldsymbol{\nu}$ in zwei Klassen einteilen. Zum einen lässt sich $\boldsymbol{\nu}$ durch die Minimierung von Optimalitätskriterien wie dem Akaike Informationskriterium (AIC) oder dem generalisierten Kreuzvalidierungs-Kriterium (GCV) schätzen. Zum anderen lassen sich die Parameter der Funktionen nichtlinearer Effekte auch als zufällige Effekte darstellen, so dass die ν_i als Varianzparameter mithilfe einer restringierten Maximum-Likelihood-Schätzung (REML) bestimmt werden können. Letzteres wird hier nicht behandelt, es sei aber an dieser Stelle auf die aktuelle noch offene Diskussion verwiesen[6]. Der hier gewählte Zugang basiert auf Wood (2008) und ist in dem zur Datenanalyse aus frequentistischer Sicht verwendeten R-Paket mgcv implementiert.

Die Wahl der Glättungsparameter ist eng mit der effektiven Parameterzahl und der Schätzung des Skalen- bzw. Dispersionsparameters verbunden, siehe Seite 15. Ohne eine Penalisierung, bzw. mit $\boldsymbol{\nu} = 0$ ergibt sich der Freiheitsgrad aus der Dimension des Parametervektors $\hat{\boldsymbol{\beta}}$ in 2.2.9. In Analogie zum linearen Modell[7] wird der effektive Freiheitsgrad

---

[6]Siehe z.B. Wood (2011) und Reiss & Ogden (2009).
[7]Siehe Fahrmeir, Kneib & Lang (2009) Seite 93.

definiert durch die Spur der Prädiktionsmatrix $\mathbf{A}$. Diese ist gegeben durch

$$\mathbf{A} = \mathbf{X}\left(\mathbf{X'WX} + \nu\mathbf{K}\right)^{-1}\mathbf{X'W}$$

mit der Gewichtsmatrix $\mathbf{W}$ aus dem finalen Schritt der penalisierten iterativ gewichteten KQ-Schätzung 2.1.4. Man beachte die Abhängigkeit vom Vektor der Glättungsparameter ν. Genauer gilt

$$\mathrm{rg}(\mathbf{K}) = \mathrm{rg}\left(\sum_{i=1}^{p}\mathbf{K}_i\right) \leq \mathrm{sp}(\mathbf{A}) \leq \dim(\boldsymbol{\beta}).$$

Der effektive Freiheitsgrad variiert also für unterschiedliche Glättungsparameter ν_i zwischen dem Rang der summierten Strafmatrizen und der Dimension des Parametervektors.

Für gegebenen Skalenparameter ϕ und somit auch Varianzparameter σ^2 schlägt Wood (2006) als Optimalitätskriterium eine lineare Transformation des AIC den Un-Biased Risk Estimator

$$\mathcal{U}(\boldsymbol{\nu}) = \frac{1}{n}\left(\tilde{\mathbf{y}} - \mathbf{X}\boldsymbol{\beta}\right)'\mathbf{W}\left(\tilde{\mathbf{y}} - \mathbf{X}\boldsymbol{\beta}\right) - \sigma^2 + \frac{2}{n}\mathrm{sp}((A))\sigma^2 \qquad (2.2.11)$$

nach Craven & Wahba (1979) vor.

Für unbekannten Skalenparameter eignet sich hingegen das generalisierte Kreuzvalidierungskriterium[8]

$$\mathcal{G}(\boldsymbol{\nu}) = \frac{n\left(\tilde{\mathbf{y}} - \mathbf{X}\boldsymbol{\beta}\right)'\mathbf{W}\left(\tilde{\mathbf{y}} - \mathbf{X}\boldsymbol{\beta}\right)}{\left(n - \mathrm{sp}(\mathbf{A})\right)^2}. \qquad (2.2.12)$$

Wobei die resultierenden Schätzer für die Glättungsparameter nur für die jeweils verwendeten Arbeitsvektoren und -gewichte $\tilde{\mathbf{y}}$ und $\mathbf{W}$ gelten. Daher schlagen Hastie & Tibshirani (1990) die Verwendung der Devianz $D(\boldsymbol{\beta}) = l(\boldsymbol{\beta}^{sat}) - l(\boldsymbol{\beta})$ vor, wobei $\boldsymbol{\beta}^{sat}$ der Schätzer des satuierten Modells ist[9], anstelle des gewichteten KQ-Kriteriums $\left(\tilde{\mathbf{y}} - \mathbf{X}\boldsymbol{\beta}\right)'\mathbf{W}\left(\tilde{\mathbf{y}} - \mathbf{X}\boldsymbol{\beta}\right)$. Damit ergeben sich die Optimalitätskriterien

$$\mathcal{U}^D(\boldsymbol{\nu}) = \frac{1}{n}D(\hat{\boldsymbol{\beta}}) - \sigma^2 + \frac{2}{n}\mathrm{sp}((A))\sigma^2 \qquad (2.2.13)$$

und

$$\mathcal{G}^D(\boldsymbol{\nu}) = \frac{nD(\hat{\boldsymbol{\beta}})}{\left(n - \mathrm{sp}(\mathbf{A})\right)^2}. \qquad (2.2.14)$$

Tatsächlich ist $\left(\tilde{\mathbf{y}} - \mathbf{X}\boldsymbol{\beta}\right)'\mathbf{W}\left(\tilde{\mathbf{y}} - \mathbf{X}\boldsymbol{\beta}\right)$ eine quadratische Approximation der Log-Likelihood, stimmt aber nur bis auf eine Konstante approximativ mit der Devianz überein:

$$\left(\tilde{\mathbf{y}} - \mathbf{X}\boldsymbol{\beta}\right)'\mathbf{W}\left(\tilde{\mathbf{y}} - \mathbf{X}\boldsymbol{\beta}\right) \approx D(\boldsymbol{\beta}) + k.$$

---

[8]Dieses geht ebenfalls zurück auf Craven & Wahba (1979).
[9]Damit ist $l(\boldsymbol{\beta}^{sat})$ der maximale Wert, den die Likelihood erreichen kann.

Zwei mögliche numerische Strategien lassen sich zur Schätzung der Glättungsparameter in Verbindung mit iterativ gewichteter KQ-Schätzung der Parameter unterscheiden:

1. Performance Iterationen: Hierbei werden die Glättungsparameter $\boldsymbol{\nu}^{[k]}$ in jedem Arbeitsschritt der penalisierten iterativ gewichteten KQ-Schätzung geschätzt und für die Schätzung von $\boldsymbol{\beta}^{[k+1]}$ verwendet. Als Optimalitätskriterium verwendet man hierbei $\mathcal{G}(\boldsymbol{\nu})$ bzw. $\mathcal{U}(\boldsymbol{\nu})$. Dieser Algorithmus ist i.a. der numerisch effizientere. Der Name folgt aus der besseren numerischen „Performance".

2. Äußere Iterationen: Nachdem der Fisher-Scoring-Algorithmus bzw. die penalisierte iterativ gewichtete KQ-Schätzung konvergiert ist, wird mit den resultierten Werten 2.2.14 bzw. 2.2.13 bzgl. $\boldsymbol{\nu}$ minimiert. Mit den neuen Glättungsparametern werden die Parameter $\boldsymbol{\beta}$ erneut geschätzt. Die Iterationen der Glättungsparameter-Schätzung verlaufen außerhalb des penalisierten iterativ gewichteten KQ-Schätzungs- Algorithmus.

Performance Iterationen

Performance Iterationen, vorgeschlagen von Gu (1992), weisen einige Konvergenzprobleme auf. Wood (2006) weist auf folgenden typischen Fehler hin: Nach einer bestimmten Anzahl Schritte finden sich Glättungsparameter und Koeffizientenschätzer $\left(\hat{\boldsymbol{\lambda}}, \hat{\boldsymbol{\beta}}\right)$. Mithilfe dieser Schätzer wird eine weitere penalisierte iterativ gewichtete KQ-Schätzung und GCV-Minimierung durchgeführt aus der die neuen Schätzer $\left(\tilde{\boldsymbol{\lambda}}, \tilde{\boldsymbol{\beta}}\right)$ resultieren. Im nächsten Schritt der Schleife werden wieder zwei neue Schätzer gefunden, diese entsprechen jedoch $\left(\hat{\boldsymbol{\lambda}}, \hat{\boldsymbol{\beta}}\right)$. Dieses verhindert eine Konvergenz des Algorithmus.

Im Folgenden besprechen wir ein numerisches Verfahren zur Bestimmung der Glättungsparameter mit Performance Iterationen. Zunächst lässt sich das penalisierte iterativ gewichtete KQ-Kriterium 2.1.4, mithilfe der Umformungen $\mathbf{z} = \sqrt{\mathbf{W}}\tilde{\mathbf{y}}$ und $\hat{\mathbf{X}} = \sqrt{\mathbf{W}}\mathbf{X}$ in ein penalisiertes KQ-Kriterium überführen. Für das generalisierte Kreuzvalidierungskriterium ergibt sich

$$\mathcal{G}(\boldsymbol{\nu}) = \frac{n(\mathbf{z} - \mathbf{Az})}{(n - \mathrm{sp}(\mathbf{A}))^2} \qquad (2.2.15)$$

und für den Unbiased Risk Estimator

$$\mathcal{U}(\boldsymbol{\nu}) = \frac{1}{n}\left(\mathbf{z} - \mathbf{Az}\right)'\left(\mathbf{z} - \mathbf{Az}\right) - \sigma^2 + \frac{2}{n}\mathrm{sp}(\mathbf{A}))\sigma^2, \qquad (2.2.16)$$

da im linearen Modell $\mathbf{X}\boldsymbol{\beta} = \mathbf{Az}$, wobei die Prädiktionsmatrix $\mathbf{A} = \hat{\mathbf{X}}\left(\hat{\mathbf{X}}'\hat{\mathbf{X}} + \mathbf{K}\right)^{-1}\hat{\mathbf{X}}$ entsprechend den Umformungen modifiziert ist.
Die Gleichungssysteme

$$\frac{\partial \mathcal{G}(\boldsymbol{\nu})}{\partial \boldsymbol{\nu}} = 0$$

bzw.

$$\frac{\partial \mathcal{U}(\nu)}{\partial \nu} = 0$$

sind i.A. nicht analytisch lösbar. Daher findet zur Minimierung bzgl. ν das Newton-Raphson-Verfahren Anwendung. Eine quadratische Approximation des Optimalitätskriteriums um einen Entwicklungspunkt $\nu^{[k]}$ liefert

$$\mathcal{G}(\nu) \approx \mathcal{G}(\nu^{[k]}) + \left(\nu - \nu^{[k]}\right)' \frac{\partial \mathcal{G}}{\partial \nu}(\nu^{[k]}) + \frac{1}{2}\left(\nu - \nu^{[k]}\right)' \frac{\partial^2 \mathcal{G}}{\partial \nu^2}(\nu^{[k]})\left(\nu - \nu^{[k]}\right).$$

Nullsetzen der Ableitung der quadratischen Approximation nach den Glättungsparametern liefert

$$\frac{\partial \mathcal{G}}{\partial \nu}(\nu^{[k]}) + \frac{\partial^2 \mathcal{G}}{\partial \nu^2}(\nu^{[k]})\left(\nu - \nu^{[k]}\right) = 0.$$

Durch Auflösen nach ν erhält man die verbesserte Lösung

$$\nu^{[k+1]} = \nu^{[k]} - \left(\frac{\partial^2 \mathcal{G}}{\partial \nu^2}(\nu^{[k]})\right)^{-1} \frac{\partial \mathcal{G}}{\partial \nu}(\nu^{[k]}).$$

Die Herleitung des Optimalitätskriteriums $\mathcal{U}$ folgt analog. Die Invertierbarkeit der Matrix der zweiten Ableitungen ist in beiden Fällen i.A. nicht gegeben. Daher ist auch das Minimum nicht eindeutig. In diesem Fall findet die *Methode des steilsten Abstiegs* mit Suchrichtung $-\frac{\partial \mathcal{G}}{\partial \nu}(\nu^{[k]})$ Anwendung[10]. Des Weiteren sind die resultierenden Schätzer unter Umständen negativ. Durch die Wahl von $\rho_i = \log(\nu_i)$ kann dieses Problem behoben werden. Die ersten bzw. zweiten Ableitungen

$$\frac{\partial \mathcal{G}}{\partial \rho_i}, \frac{\partial^2 \mathcal{G}}{\partial \rho_i \rho_j}$$

können explizit angegeben werden[11].

Äußere Iterationen

Äußere Iterationen, vorgeschlagen von O'Sullivan, Yandall & Raynor (1986), sind numerisch stabiler als Performance Iterationen. Es muss jedoch für jeden vorgeschlagenen Glättungsparametervektor der P-IGKQ-Algorithmus einmal bis zur Konvergenz durchlaufen werden. Statt der lokalen Optimierungskriterien werden hier die globalen Optimierungskriterien $\mathcal{G}^D$ bzw. bei bekanntem Skalenparameter $\mathcal{U}^D$ verwendet. Die Minimierung erfolgt wie bei den Performance Iterationen durch das Newton-Raphson-Verfahren. Dazu werden die ersten und zweiten Ableitungen von $D(\hat{\boldsymbol{\beta}})$ und sp($\mathbf{A}$) nach dem logarithmierten Glättungsparameter $\rho_j = \log(\nu_j)$ benötigt, insbesondere also die ersten und zweiten Ableitungen von $\hat{\boldsymbol{\beta}}$ bzgl. ρ_j.

---

[10]Siehe z. B. Freund & Hoppe (2007) Seite 306.
[11]Siehe hierzu Wood (2006) Seite 183 ff.

In Wood (2004) und Wood (2006) wird vorgeschlagen die ersten Ableitungen von $\hat{\beta}$ simultan zur Berechnung der $\beta^{[k]}$ in dem P-IGKQ-Algorithmus zu berechnen und die zweiten Ableitungen mithilfe von finiten Differenzen zu approximieren. Diese Verfahren liegen der mgcv-Routine magic zugrunde. In Wood (2008) wird ein numerisch effizienteres Verfahren vorgestellt. Hierbei werden die ersten und zweiten Ableitungen von $\hat{\beta}$ bzgl. ρ in einem eigenen Algorithmus nach Konvergenz des P-IGKQ-Algorithmus bestimmt. Ab der Version 1.5-0 des mgcv-Pakets ist auch dieser Algorithmus durch eine direkte Bestimmung der Ableitungen mithilfe des Satzes über implizite Funktionen ersetzt worden[12].

2.3 Ein generalisiertes additives Modell zur Schätzung von Fallzahlen

Mit den Methoden aus Kapitel 2 können wir nun ein generalisiertes additives log-lineares Poisson-Modell für die Fallzahlen aufstellen:

$$\log(\mathbb{E}(Fallzahl_i)) = Geschlecht_i + f_1(Alter_i) + f_{geo}(Region_i) + f_3(Jahr_i) + \log(Bevölkerung_i).$$

In diesem Modell werden für die beiden metrischen Kovariablen *Alter* und *Jahr* nichtlineare Effekte geschätzt. Auch die Effekte der Regionen werden geglättet.

2.3.1 Datensatz I: Lungenkrebs

Zunächst wurde ein Modell mit unbekanntem Skalenparameter ϕ geschätzt (Modell 1). Dies führt zur Verwendung des Optimalitätskriteriums $\mathcal{G}^D$. Das so erhaltene Modell entspricht einem Quasi-Poisson-Modell, siehe Seite 15. Eine weitere Schätzung erfolgt mit bekanntem Skalenparameter $\phi = 1$ für die Poissonverteilung (Modell 2). Außerdem wurde eine Schätzung mithilfe von Performance Iterationen statt der default-Methode der Äußeren Iterationen zur Bestimmung der Glättungsparameter durchgeführt (Modell 3). Das R-Paket mgcv stellt des Weiteren eine Methode zur Schätzung von generalisierten additiven Modellen bei besonders großen Datensätzen zur Verfügung (Modell 4). Dabei ist zu beachten, dass eine REML-Schätzung für die Glättungsparameter durchgeführt wird. In Tabelle 2.2 sind für die 4 Modelle die Berechnungszeit in Sekunden, der GCV/UBRE/REML-Wert, die Freiheitsgrade der nichtlinearen Funktionen sowie die Anzahl an Iterationen des P-IGKQ Algorithmus angegeben.

In Tabelle 2.3 sind die geschätzten Glättungsparameter sowie der Skalenparameter zu den 4 Modellen aufgeführt. Die Schätzung der Modelle 1 und 2 dauert deutlich länger als die

---

[12]Zur Berechnung der Ableitungen siehe Wood (2011) Appendix C Seite 30ff.

Modell	Zeit	GCV/UBRE-Score	FG1	FG2	FG3	Iterationen
1	321.41	5.323334	51.9737	8.0725	7.6358	10
2	307.72	4.298158	52.8047	8.6097	8.7605	11
3	41.62	7.168780	52.8069	8.6343	8.7605	10
4	55.02	121743.5	52.8005	8.8828	8.7085	10

Tabelle 2.2: Eigenschaften der unterschiedlichen Modelle (1)

Schätzung der beiden verbleibenden Modelle trotz einer gleichen Anzahl an Iterationen bis zur Konvergenz des P-IGKQ-Algorithmus. Dies ist auf die Verwendung der Äußeren Iterationen zurückzuführen, die nur in den ersten beiden Modellen zur Anwendung kommen.

Die GCV/UBRE/REML-Werte sind nicht direkt vergleichbar, da es sich um unterschiedliche Modellwahlkriterien handelt. Die Freiheitsgrade der einzelnen nichtlinearen Effekte unterscheiden sich nur im ersten Modell leicht. Dies ist auch an den Glättungsparametern in der zweiten Tabelle zu erkennen, die im ersten Modell höher sind als in den übrigen drei. Daher sind die nichtlinearen Effekte im ersten Modell deutlich glatter. Der Grund für die glatteren Funktionen im ersten Modell liegt in der höheren (geschätzten) Varianz der Zielvariable. Ein Teil der Variabilität der Daten ist damit nicht mehr durch die weniger glatten Funktionen der nichtlinearen Effekte zu erklären.

Modell	ν_1	ν_2	ν_3	ϕ
1	0.816620850	0.001449160	0.017631463	5.3081
2	0.151802633	0.000385398	0.002086819	1
3	0.150127582	0.000354111	0.002087004	1
4	0.376891446	0.000232232	0.006258162	1

Tabelle 2.3: Eigenschaften der unterschiedlichen Modelle (2)

Zur weiteren Analyse beschränken wir uns auf die Darstellung der Ergebnisse zum ersten Modell. Für den Intercept und den Koeffizienten der Kovariable *Geschlecht* ergeben sich die Werte in Tabelle 2.4 wobei die Referenzkategorie „männlich" ist.

Variable	Koeffizient	Standardabweichung	t-Wert	p-Wert
Intercept	-5.671039	0.019236	-294.8	$<$2e-16
Geschlecht	-1.151769	0.006694	-172.1	$<$2e-16

Tabelle 2.4: Parameterschätzer und Standardabweichungen des Intercept bzw. des Effektes des Geschlechts

In Abbildung 2.4 sind die geschätzten Funktionen $f_1(\cdot)$ und $f_3(\cdot)$ der Kovariablen *Jahr* und *Alter*, inkl. Konfidenzintervalle, eingezeichnet. Die kleinen Konfidenzintervalle sind eine Folge des großen Datensatzes. Die Funktionen entsprechen den in Abbildung 2.1

eingezeichneten. Insbesondere für die Kovariable *Alter* ist eine nichtlineare Modellierung nötig. Der Effekt des Alters überwiegt, wie zu erwarten, den zeitlichen Effekt der Kovariable *Jahr* deutlich.

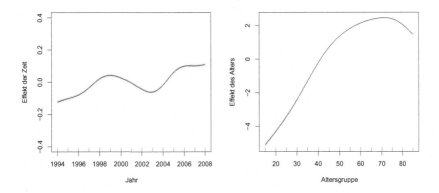

Abbildung 2.4: Nichtlineare Effekte der Kovariablen *Jahr* und *Alter* auf die Fallzahlen der Diagnose Lungenkrebs

Die Zugehörigkeit zu einem Landkreis wird mit der diskreten Lokationsvariable *Region* modelliert. Die geglätteten Effekte der Regionen sind in Abbildung 2.5 zu sehen. Die Effekte der Regionen unterscheiden sich deutlich von den rein linear geschätzten Effekten im generalisierten linearen Modell, dargestellt in Abbildung 1.2.

Die Residuen sind in Abbildung 2.6 zu sehen. Hierbei sind mindestens drei Ausreißer zu erkennen, die einzeln analysiert werden sollten. Gegenüber den Modellen mit linearen Effekten lässt sich eine deutlich bessere Modellanpassung vermuten, während im konkreten Fall eine Modellierung mithilfe polynomialer Regression bereits verwertbare Ergebnisse liefert.

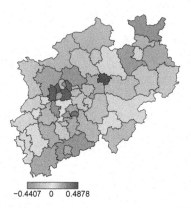

−0.4407   0   0.4878

Abbildung 2.5: Effekte der Landkreise in NRW auf die Lungenkrebs-Fallzahlen

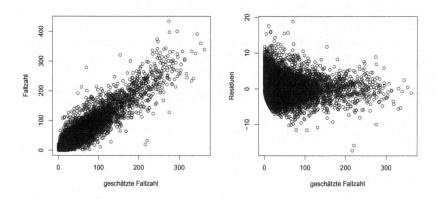

Abbildung 2.6: Residuen des generalisierten additiven Modells zu Lungenkrebs-Fallzahlen

2.3.2 Datensatz II: Herzinfarkt

Im Datensatz zum Herzinfarkt gehen wir zunächst genauso vor wie im Datensatz zum Lungenkrebs und vergleichen die vier Modelle anhand einiger Eigenschaften, die in Tabelle 2.5 und 2.6 aufgeführt sind.

Modell	Zeit	GCV/UBRE-Score	FG1	FG2	FG3	Iterationen
1	309.03	3.754878	51.9054	8.9475	8.9177	8
2	232.38	4.298158	52.6697	8.9853	8.9772	8
3	41.22	3.633227	52.7082	8.9866	8.9782	8
4	48.33	53290.77	51.2523	8.7218	8.7697	8

Tabelle 2.5: Eigenschaften der unterschiedlichen Modelle (1)

Im vierten Modell wurde, wie auch im ersten Modell, ein unbekannter Skalenparameter angenommen. Alle Modelle, aber insbesondere die eigentlichen Poisson-Modelle 1 und 2, zeigen fast ungeglättete Effekte für die Kovariablen *Alter* und *Jahr*. Der höhere Glättungsparameter in Modell 4 deutet auf Unterschiede bei der Verwendung von REML-Schätzungen für die Glättungsparameter hin.

Modell	ν_1	ν_2	ν_3	ϕ
1	0.866977500	0.000649485	0.000640470	3.7437
2	0.256291200	0.000017711	0.000174235	1
3	0.226182100	0.000016140	0.000166682	1
4	3.424365891	0.000997069	0.004547956	4.6432

Tabelle 2.6: Eigenschaften der unterschiedlichen Modelle (2)

Auch hier beschränken wir uns auf die Darstellung der Ergebnisse für das erste Modell. Die geschätzten Koeffizienten und Standardabweichungen des Intercepts und der Kovariable *Geschlecht* sind in Tabelle 2.7 aufgeführt.

Variable	Koeffizient	Standardabweichung	t-Wert	p-Wert
Intercept	-5.755983	0.013903	-414.0	<2e-16
Geschlecht	-0.833796	0.005384	-154.9	<2e-16

Tabelle 2.7: Parameterschätzer und Standardabweichungen des Intercepts bzw. des Effektes des Geschlechts

Zunächst sind in Abbildung 2.7 die Effekte der Zeit und des Alters zu sehen. Der funktionale Effekt des Alters auf die Fallzahlen von Herzinfarkten verläuft deutlich anders, als dies bei dem Effekt des Alters auf die Fallzahlen zu Lungenkrebs der Fall ist.

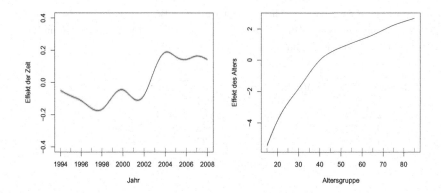

Abbildung 2.7: Nichtlineare Effekte der Kovariablen *Jahr* und *Alter* auf die Anzahl der Herzinfarkte

Auch der in Abbildung 2.8 aufgeführte räumliche Effekt weist eine völlig andere Struktur auf als die räumlichen Effekte bei den Fallzahlen zu Lungenkrebs. Die räumlichen Unterschiede fallen jedoch deutlich geringer aus. Die Residuen des Modells zu Herzinfarkt-

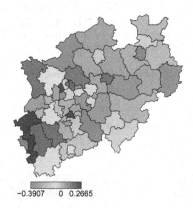

Abbildung 2.8: Effekte der Regionen des Modells zu Herzinfarkt-Fallzahlen

Fallzahlen sind in Abbildung 2.9 zu sehen. In zwei Fällen wurden mit dem Modell über hundert Fallzahlen vorausgesagt, eingetreten sind jedoch keine. Es ist zu überprüfen, ob sich dies eventuell auf Fehler in den Daten zurückführen lässt. Deutlich gravierender erscheint aber die Unterschätzung einiger Fallzahlen, die die ansonsten gute Anpassung in Frage stellen.

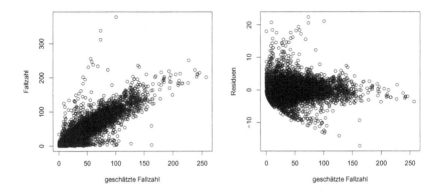

Abbildung 2.9: Residuen des Modells zu Herzinfarkt-Fallzahlen

2.3.3 Datensatz III: Hirninfarkt

Beim Hirninfarkt-Datensatz erfolgt, wie in den beiden vorhergehenden Datenanalysen, zuerst eine kurze Analyse der 4 unterschiedlichen Modelle. In Tabelle 2.8 und 2.9 sind die Ergebnisse aufgelistet.

Modell	Zeit	GCV/UBRE-Score	FG1	FG2	FG3	Iterationen
1	243.33	2.901851	52.3558	8.6517	8.9759	9
2	262.92	1.890554	52.7589	8.8899	8.9883	10
3	42.54	2.687267	52.7789	8.8902	8.9913	12
4	48.66	50524.29	52.0276	7.5108	8.9498	7

Tabelle 2.8: Eigenschaften der unterschiedlichen Modelle (1)

Im 4. Modell wurde wieder ein unbekannter Skalenparameter angenommen. Auch in dieser Schätzung scheint der REML-Ansatz in Modell 4 zu glatteren Funktionen zu führen. Die starke Überdispersion, die wir in dem Datensatz zu Lungenkrebs beobachten konnten, ist in diesem Datensatz nicht so schwer ausgeprägt, was an den kleineren Skalenparametern abzulesen ist. Interessant sind die untschiedlichen Anzahlen an Iterationen bis zur Konvergenz der P-IGKQ-Algorithmen.

Wieder beschränken wir uns auf die Darstellung der Ergebnisse für das erste Modell. Die geschätzten Koeffizienten und Standardabweichungen des Intercepts und der Kovariable *Geschlecht* sind in Tabelle 2.10 aufgeführt.

Die zeitlichen und altersbedingten Effekte in den Hirninfarkt-Daten weisen einige Be-

Modell	ν_1	ν_2	ν_3	ϕ
1	0.348761100	0.000424341	0.000092915	2.8932
2	0.129042100	0.000116760	0.000045021	1
3	0.118277300	0.000116541	0.000033348	1
4	1.291225617	0.009461756	0.000473559	3.6937

Tabelle 2.9: Eigenschaften der unterschiedlichen Modelle (2)

Variable	Koeffizient	Standardabweichung	t-Wert	p-Wert
Intercept	-6.976363	0.011774	-592.52	<2e-16
Geschlecht	-0.361609	0.005516	-65.55	<2e-16

Tabelle 2.10: Parameterschätzer und Standardabweichungen des Intercepts bzw. des Effektes des Geschlechts

sonderheiten auf. In diesem speziellen Fall eine lineare Modellierung des Alterseffektes möglich gewesen. Der zeitliche Effekt zeigt einen deutlichen Anstieg der Fallzahlen im Jahr 1999. Dies ist auf die Umstellung von ICD-9 auf ICD-10 zurückzuführen. Bei einer gewünschten automatisierten Modellanpassung ist also darauf zu achten, dass homogene Datensätze verwendet werden, z.B. könnten nur Daten nach der ICD Umstellung verwendet werden.

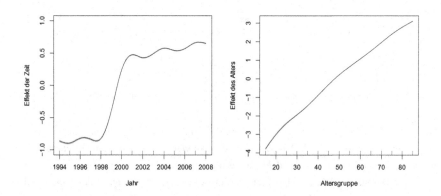

Abbildung 2.10: Nichtlineare Effekte der Kovariablen *Jahr* und *Alter* auf die Anzahl der Hirninfarkte

Die in Abbildung 2.11 eingezeichneten räumlichen Effekte zeigen deutlich weniger Glättung als dies bei den beiden vorangegangenen regionalen Effekten der Fall war. Während bei den Lungenkrebs- und Herzinfarkt-Fallzahlen Regionen mit starken Effekten oft eine räumliche Nachbarschaft aufweisen, scheint dies bei den räumlichen Effekten auf die Anzahl der Hirninfarkte nicht der Fall zu sein.

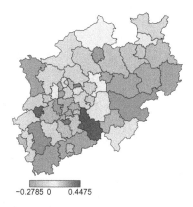

Abbildung 2.11: Effekte der Regionen aus dem Modell zu Hirninfarkt-Fallzahlen

Die Modellanpassung erscheint anhand der Residuenplots 2.12 angemessen. Die Genauigkeit der Vorhersage nimmt jedoch mit zunehmender Fallzahl ab.

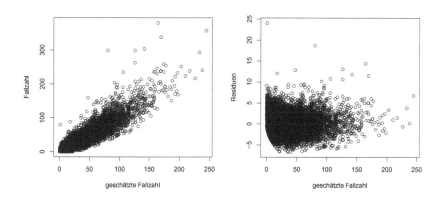

Abbildung 2.12: Residuen des Modells zu Hirninfarkt-Fallzahlen

2.3.4 Prognosen

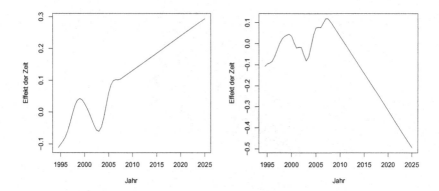

Abbildung 2.13: Extrapolation der Effekte der Zeit auf die Lungenkrebs-Fallzahlen. Links TPRS, rechts der natürliche kubische Spline

Zentrale Aufgabe der entwickelten Modelle ist die Vorhersage zukünftiger Fallzahlen. Hierzu wird eine kleinräumige Bevölkerungsprognose mit Aufteilung nach Geschlechtern und Altersgruppe benötigt. Die Prognosegüte dieses Modells ist somit stark abhängig von der Güte der Bevölkerungsprognose. Der Einfluss der Kovariablen *Geschlecht*, *Alter* und *Region* kann durch die geschätzten Funktionen prognostiziert werden. Der Einfluss der Kovariable *Jahr* kann hingegen durch die beschriebene Funktion nicht prognostiziert werden, da zukünftige Jahre außerhalb des bisherigen Wertebereichs der Daten liegen. Bei der Verwendung natürlicher (kubischer) Regressions-Splines oder Thin Plate Regression Splines kann die Funktion mithilfe der gegebenen Koeffizienten jedoch extrapoliert werden. Die sich ergebenden extrapolierten Funktionen sind in den Abbildungen 2.14 bis 2.13 sowohl für natürliche Regressions-Splines als auch für Thin Plate Regression Splines aufgeführt.

Der Verlauf der beiden Funktionen ist in dem Intervall [1994, 2008] für alle drei Datensätze sehr ähnlich. In dem zu extrapolierenden Bereich [2008, 2025] sind hingegen deutliche Unterschiede je nach Wahl des Regressions-Splines zu erkennen.
Allen Funktionen ist der lineare Verlauf im Intervall [2008, 2025] gemeinsam. Dieser resultiert aus dem Penalisierungsterm

$$J(\boldsymbol{\beta}) = \int \left(f''(x)\right)^2 \, dx,$$

der beiden Funktionen zugrunde liegt. Die natürlichen kubischen Splines, siehe 2.1.2,

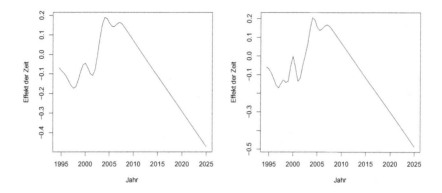

Abbildung 2.14: Extrapolation der Effekte der Zeit auf die Herzinfarkt-Fallzahlen. Links TPRS, rechts der natürliche kubische Spline

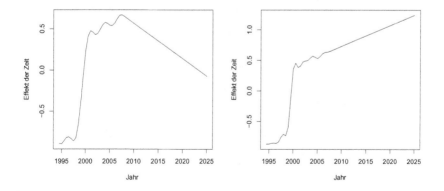

Abbildung 2.15: Extrapolation der Effekte der Zeit auf die Hirninfarkt-Fallzahlen. Links TPRS, rechts der natürliche kubische Spline

erfüllen die Randbedingungen

$$f''(x) = 0 \text{ für } x > x_{(k)}.$$

Für die Thin Plate Regression Splines $\hat{f}(\cdot)$ gilt[13]

$$\Delta \hat{f}(\mathbf{x}) = \frac{\partial^2 \hat{f}}{\partial x^2}(\mathbf{x}) = 0 \text{ für } \mathbf{x} \neq \mathbf{x}_i, \; i = 1, ..., k.$$

Der Verlauf der Extrapolation richtet sich also nach der Tangente im Punkt $x_{(k)} = 2008$. Für eine deterministische Funktion ist eine lokale Approximation durch eine Taylorreihenentwicklung erster Ordnung ein typisches Extrapolationsverfahren. Eine Extrapolation bis in das Jahr 2025 führt jedoch zu wenig sinnvoll erscheinenden Annahmen über den zukünftigen Verlauf des zeitlichen Trends. Die Bayesianische Interpretation von P-Splines basierend auf B-Splines wird zu einer anderen, sinnvolleren Möglichkeit zur Extrapolation des zeitlichen Trends führen, bei der insbesondere die mit der Jahreszahl zunehmende Unsicherheit über den weiteren Verlauf des zeitlichen Trends in das Modell aufgenommen wird. Da die Parameter als Realisationen eines Random Walks aufgefasst werden, können diese bei äquidistanter Knotenwahl leicht extrapoliert werden. Das genaue Vorgehen ist in Kapitel 3.3.4 beschrieben.

Prognoseintervalle

Trotz der wenig sinnvoll erscheinenden Annahmen über den zukünftigen Verlauf der Funktionen wollen wir einige Fallzahlen prognostizieren. Dabei steht nicht die Entwicklung von Punktschätzern im Mittelpunkt, sondern die Möglichkeit Prognoseintervalle anzugeben. Wood (2006) beschreibt eine Möglichkeit Konfidenzintervalle für die geschätzten Parameter $\hat{\boldsymbol{\beta}}$ zu bestimmen. Wood schlägt den Übergang zu einer Bayesianischen Modellinterpretation vor, so dass die Parameter $\boldsymbol{\beta}$ selber zufällig sind und aus der entsprechenden Posteriori-Verteilung, also der Verteilung der zufälligen Parameter gegeben die Daten, Kredibilitätsintervall entwickelt werden können. Zur Struktur der Priori-Verteilung siehe Kapitel 3, insb. 3.2.4.

Die Posteriori-Verteilung ist asymptotisch Normalverteilt[14]. Genauer gilt

$$\boldsymbol{\beta}|\mathbf{y} \sim \mathcal{N}\left(\hat{\boldsymbol{\beta}}, \mathbf{X}'\mathbf{W}\mathbf{X} + \mathbf{K})^{-1}\phi\right).$$

Mit den entsprechenden Werten für $\mathbf{W}$ aus dem konvergierten P-IGKQ-Algorithmus kann die Verteilung als approximative Posteriori-Verteilung verwendet werden. Insbesondere kann durch Simulation von Zufallsvektoren $\boldsymbol{\beta}^*$ jede Funktion von $g(\boldsymbol{\beta})$ simuliert werden.

---

[13]Siehe Wahba (1990) Seite 32.
[14]Für einen Beweis dieser Aussage siehe Seite 127.

Somit können für die Funktionen nichtlinearer Effekte Konfidenzintervalle bzw. -bänder simuliert werden. Aus simulierten Zufallsvektoren $\boldsymbol{\beta}_i^*, i = 1, ..., N$ können ebenfalls Prognoseintervalle simuliert werden. Dazu muss aus den zu prognostizierenden Merkmalsausprägungen der Kovariablen ein Designmatrix $\mathbf{B}$ bzw. ein Designvektor $\mathbf{b}$ aufgestellt werden. Im vorliegenden Datensatz müssen etwa das Geschlecht, die Region, das Alter, das Jahr sowie der Offset, also die Anzahl der Personen angegeben werden. Dazu muss mithilfe der nichtlinearen Funktionen $f_{Alter}(\cdot)$, $f_{Jahr}(\cdot)$ und $f_{Region}(\cdot)$ ein Designvektor erstellt werden. Damit erhält man N Response-Ausprägungen $\hat{\lambda}_i, i = 1, ..., N$ durch

$$\hat{\lambda}_i = \exp\left(\mathbf{b}'\boldsymbol{\beta}_i^*\right), \; i = 1, ..., N.$$

Mithilfe dieser Response-Ausprägungen können Zufallszahlen aus der gewünschten Verteilung gezogen werden. In diesem Fall können also N Fallzahlen

$$\hat{y}_i = \mathcal{P}\left(\hat{\lambda}_i\right), \; i = 1, ..., N$$

gewonnen werden, mit deren Hilfe approximative Prognoseintervalle bestimmt werden können[15].

Es ist zu bedenken, dass die mit der obigen Methode erhaltenen Zufallszahlen bedingt nach den Glättungsparametern $\hat{\boldsymbol{\nu}}$ sind. Sinnvoller wäre also die Unsicherheit über die Glättungsparameter in die Simulation aufzunehmen, durch die Verwendung der gemeinsamen Posteriori-Verteilung

$$f(\boldsymbol{\beta}, \hat{\boldsymbol{\nu}}|\mathbf{y}) = f(\boldsymbol{\beta}|\hat{\boldsymbol{\nu}}, \mathbf{y})f(\hat{\boldsymbol{\nu}}|\mathbf{y}).$$

Hierbei sind wir nur an Zufallsvektoren von $\boldsymbol{\beta}$ interessiert und können daher auch $\hat{\boldsymbol{\nu}}$ statt $\boldsymbol{\nu}$ verwenden. Da $f(\hat{\boldsymbol{\nu}}|\mathbf{y})$ unbekannt ist, schlägt Wood (2006) II ein Bootstrapping-Verfahren vor[16]. Wir werden nicht-bedingte Konfidenz- bzw. Kredibilitätsintervalle durch eine volle Bayes-Inferenz in Kapitel 3 erhalten, bei der wir entsprechende Priori-Verteilungen für die Glättungs- bzw. Varianzparameter annehmen.

Die aus dieser Methode resultierenden 2,5%- und 97,5%-Quantile der Prognosen für das Jahr 2025 sind, zusammen mit dem Erwartungswert und den Fallzahlen für das Jahr 2008, für den Lungenkrebs-Datensatz in Tabelle 2.11, für den Herzinfarkt-Datensatz in Tabelle 2.12 und für den Hirninfarkt-Datensatz in Tabelle 2.13 aufgeführt.

Der Vergleich der erwarteten Fallzahlen mit den Fallzahlen aus dem Jahr 2008 führt bei dem Lungenkrebs-Datensatz zu einer leichten Zunahme. Bei den Datensätzen zu Herzinfarkt und Hirninfarkt wird hingegen eine deutliche Abnahme der Zufallszahlen prognostiziert. Dies ist eine Folge der auf Seite 46 beschriebenen Problematik der Extrapolation. Den Prognosen liegen jeweils die auf der linken Seite abgebildeten Funktionen in 2.14,

---

[15]Zur Güte solcher Approximationen enthält Wood (2006) II eine umfangreiche Simulation.
[16]Für einen entsprechenden Algorithmus siehe Wood (2006) II Seite 458.

2.15 und 2.13 zugrunde. Der zeitliche Effekt bei dem Herz- und Hirninfarkt wirkt sich also stark negativ auf die prognostizierte Fallzahl aus.

Nummer	Landkreis	Erwartungswert	2,5%-Quantil	97,5%-Quantil	Fallzahl 2008
1	Düsseldorf	2589.37	1572.60	4420.32	2049.00
2	Duisburg	2487.70	1561.95	3976.60	1922.00
3	Essen	3082.52	1829.97	4869.22	2508.00
4	Krefeld	835.20	505.97	1372.05	531.00
5	Mönchengladbach	909.85	532.98	1542.12	659.00
6	Mülheim	739.22	450.93	1219.03	627.00
7	Oberhausen	1149.26	714.83	1892.15	1030.00
8	Remscheid	530.28	321.97	839.00	530.00
9	Solingen	695.10	425.97	1160.40	661.00
10	Wuppertal	1427.34	857.80	2403.05	1084.00
11	Kleve	1356.85	832.70	2205.50	777.00
12	Mettmann	1888.00	1154.95	3138.22	1360.00
13	Neuss	1362.13	833.98	2194.27	959.00
14	Viersen	1055.88	655.98	1687.00	577.00
15	Wesel	2175.56	1304.88	3563.90	1612.00
16	Aachen S.	934.61	572.95	1562.32	508.00
17	Bonn	875.02	542.98	1421.17	601.00
18	Köln	3062.35	1869.75	5050.40	1715.00
19	Leverkusen	512.84	306.98	836.05	409.00
20	Aachen L.	1132.05	707.95	1849.32	632.00
21	Düren	1072.50	666.98	1804.05	718.00
22	Erftkreis	1406.88	866.88	2244.07	810.00
23	Euskirchen	557.28	339.95	889.15	285.00
24	Heinsberg	925.91	546.97	1483.30	549.00
25	Oberbergischer Kreis	856.19	535.95	1401.50	582.00
26	Rheinisch-Bergischer Kreis	831.46	503.00	1347.15	473.00
27	Rhein-Sieg-Kreis	1577.93	996.00	2569.47	900.00
28	Bottrop	484.27	302.00	796.17	331.00
29	Gelsenkirchen	1253.01	757.88	2039.15	1052.00
30	Münster	832.34	510.97	1347.03	578.00
31	Borken	1099.10	653.88	1842.25	546.00
32	Coesfeld	749.02	454.90	1205.00	418.00
33	Recklinghausen	2879.24	1782.00	4708.07	2391.00
34	Steinfurt	1305.41	780.00	2124.60	803.00
35	Warendorf	965.83	600.00	1611.03	804.00
36	Bielefeld	1174.36	732.90	1964.15	940.00
37	Gütersloh	890.34	536.95	1509.57	661.00
38	Herford	721.74	421.00	1179.03	601.00
39	Höxter	449.03	274.98	754.07	370.00
40	Lippe	939.95	571.98	1585.02	675.00
41	Minden-Lübbecke	738.65	444.98	1193.00	524.00
42	Paderborn	936.78	587.95	1563.03	546.00
43	Bochum	1510.06	931.90	2418.37	935.00
44	Dortmund	2278.65	1431.95	3705.00	1821.00
45	Hagen	685.83	421.98	1126.30	662.00
46	Hamm	1106.01	662.98	1805.07	850.00
47	Herne	674.85	406.95	1117.10	702.00
48	Ennepe-Ruhr-Kreis	1329.76	782.98	2181.22	875.00
49	Hochsauerlandkreis	887.20	533.00	1408.35	724.00
50	Märkischer Kreis	1696.68	991.98	2785.07	1513.00
51	Olpe	484.45	295.98	791.05	259.00
52	Siegen-Wittgenstein	1148.47	680.92	1856.07	779.00
53	Soest	936.56	575.95	1577.07	583.00
54	Unna	2059.62	1272.70	3349.07	1333.00

Tabelle 2.11: Erwartete Fallzahlen, 2,5%-Quantile, 97,5%-Quantile sowie die Fallzahlen aus dem Jahr 2008 zum Lungenkrebs-Datensatz

Nummer	Landkreis	Erwartungswert	2,5%-Quantil	97,5%-Quantil	Fallzahl 2008
1	Düsseldorf	1199.31	745.95	1866.03	1564.00
2	Duisburg	1057.91	661.77	1641.55	1492.00
3	Essen	1108.75	706.97	1826.45	1532.00
4	Krefeld	420.35	253.98	686.05	562.00
5	Mönchengladbach	566.71	347.00	904.42	710.00
6	Mülheim	409.24	252.97	644.15	599.00
7	Oberhausen	592.88	380.88	942.07	779.00
8	Remscheid	188.36	118.00	308.00	248.00
9	Solingen	443.02	279.88	685.15	538.00
10	Wuppertal	570.71	362.98	890.05	724.00
11	Kleve	859.18	535.98	1395.08	992.00
12	Mettmann	1164.89	727.98	1978.27	1329.00
13	Neuss	948.05	595.00	1559.65	1146.00
14	Viersen	752.66	462.90	1227.05	739.00
15	Wesel	1050.43	642.95	1604.35	1177.00
16	Aachen S.	618.84	390.97	1015.10	810.00
17	Bonn	654.36	414.82	1066.00	805.00
18	Köln	2069.39	1310.95	3289.05	2266.00
19	Leverkusen	373.52	239.97	613.00	504.00
20	Aachen L.	937.28	577.00	1475.32	1122.00
21	Düren	739.27	448.95	1169.07	910.00
22	Erftkreis	1273.35	799.92	2040.12	1353.00
23	Euskirchen	430.44	269.98	691.02	402.00
24	Heinsberg	783.59	485.98	1278.07	866.00
25	Oberbergischer Kreis	706.76	433.95	1139.08	699.00
26	Rheinisch-Bergischer Kreis	643.78	398.00	1009.25	726.00
27	Rhein-Sieg-Kreis	1426.25	873.75	2264.07	1438.00
28	Bottrop	251.16	154.00	416.12	367.00
29	Gelsenkirchen	626.35	396.90	1035.22	905.00
30	Münster	496.14	312.98	785.07	560.00
31	Borken	904.83	567.93	1411.00	986.00
32	Coesfeld	548.46	334.95	892.12	513.00
33	Recklinghausen	1602.39	976.98	2563.15	2077.00
34	Steinfurt	1057.21	632.97	1706.05	1163.00
35	Warendorf	661.08	398.97	1051.12	687.00
36	Bielefeld	452.32	275.95	717.07	541.00
37	Gütersloh	614.11	393.95	992.00	692.00
38	Herford	488.38	303.93	782.20	630.00
39	Höxter	361.99	225.97	574.15	457.00
40	Lippe	630.90	397.90	1006.17	815.00
41	Minden-Lübbecke	560.65	351.90	899.02	735.00
42	Paderborn	500.27	312.80	777.05	547.00
43	Bochum	770.12	470.85	1230.10	963.00
44	Dortmund	1129.99	693.98	1809.12	1473.00
45	Hagen	353.97	220.95	583.02	544.00
46	Hamm	482.39	303.90	771.10	572.00
47	Herne	382.89	234.00	615.02	535.00
48	Ennepe-Ruhr-Kreis	809.17	500.00	1270.35	977.00
49	Hochsauerlandkreis	592.86	360.00	947.20	861.00
50	Märkischer Kreis	997.41	628.98	1605.32	1227.00
51	Olpe	268.79	165.98	434.10	359.00
52	Siegen-Wittgenstein	598.60	379.00	980.37	855.00
53	Soest	747.86	456.00	1196.10	775.00
54	Unna	1105.42	683.00	1782.00	1224.00

Tabelle 2.12: Erwartete Fallzahlen, 2,5%-Quantile, 97,5%-Quantile sowie die Fallzahlen aus dem Jahr 2008 zum Herzinfarkt-Datensatz

Nummer	Landkreis	Erwartungswert	2,5%-Quantil	97,5%-Quantil	Fallzahl 2008
1	Düsseldorf	862.52	551.97	1279.05	1251.00
2	Duisburg	1028.53	675.98	1586.20	1360.00
3	Essen	1139.23	715.98	1849.35	1585.00
4	Krefeld	457.90	284.98	700.00	562.00
5	Mönchengladbach	811.49	528.95	1239.25	962.00
6	Mülheim	290.62	183.93	459.00	329.00
7	Oberhausen	557.65	366.00	877.00	643.00
8	Remscheid	264.13	166.98	413.05	319.00
9	Solingen	420.26	256.00	646.30	476.00
10	Wuppertal	875.35	575.90	1321.27	962.00
11	Kleve	919.12	580.95	1416.45	963.00
12	Mettmann	919.62	598.95	1416.05	1099.00
13	Neuss	816.97	526.98	1251.22	1000.00
14	Viersen	647.11	419.95	981.00	810.00
15	Wesel	1038.55	675.80	1655.17	1347.00
16	Aachen S.	440.37	273.00	695.25	359.00
17	Bonn	578.75	383.95	916.10	718.00
18	Köln	1669.90	1073.58	2506.07	2333.00
19	Leverkusen	482.63	309.95	753.05	507.00
20	Aachen L.	659.81	423.00	1065.07	747.00
21	Düren	801.03	517.95	1262.12	738.00
22	Erftkreis	998.68	653.92	1541.22	999.00
23	Euskirchen	341.98	206.98	537.20	520.00
24	Heinsberg	565.17	364.95	861.02	621.00
25	Oberbergischer Kreis	963.11	634.00	1477.20	869.00
26	Rheinisch-Bergischer Kreis	576.34	370.95	925.17	742.00
27	Rhein-Sieg-Kreis	1074.37	669.95	1607.25	1317.00
28	Bottrop	255.22	161.00	412.05	402.00
29	Gelsenkirchen	617.68	404.00	978.05	860.00
30	Münster	402.80	264.95	633.00	549.00
31	Borken	779.01	503.90	1237.25	786.00
32	Coesfeld	474.93	307.00	748.07	443.00
33	Recklinghausen	1576.13	1048.92	2443.00	1943.00
34	Steinfurt	1039.38	682.73	1657.07	1301.00
35	Warendorf	542.75	345.97	793.02	610.00
36	Bielefeld	579.26	368.93	905.02	851.00
37	Gütersloh	675.65	430.95	1055.08	746.00
38	Herford	562.55	363.93	884.02	749.00
39	Höxter	254.73	162.98	400.05	415.00
40	Lippe	662.66	420.98	1039.22	971.00
41	Minden-Lübbecke	786.57	500.90	1227.03	860.00
42	Paderborn	508.93	335.95	816.05	562.00
43	Bochum	793.05	496.00	1238.07	1250.00
44	Dortmund	1105.00	695.98	1735.10	1618.00
45	Hagen	347.03	218.00	548.20	524.00
46	Hamm	320.60	206.98	517.07	442.00
47	Herne	480.94	311.00	721.15	608.00
48	Ennepe-Ruhr-Kreis	715.00	448.98	1143.03	931.00
49	Hochsauerlandkreis	730.04	459.90	1132.07	1014.00
50	Märkischer Kreis	1000.08	625.90	1521.12	1097.00
51	Olpe	245.45	153.97	383.02	256.00
52	Siegen-Wittgenstein	600.58	374.97	963.02	782.00
53	Soest	540.14	336.98	847.02	742.00
54	Unna	1114.89	728.97	1741.00	1128.00

Tabelle 2.13: Erwartete Fallzahlen, 2,5%-Quantile, 97,5%-Quantile sowie die Fallzahlen aus dem Jahr 2008 zum Hirninfarkt-Datensatz

3 Strukturiert-additive Regression: Ein Bayesianischer Ansatz

In Kapitel 2 haben wir einen frequentistischen Ansatz zur Inferenz eines generalisierten additiven Modells kennengelernt. Das folgende Kapitel behandelt die Schätzung generalisierter additiver Modelle bzw. allgemeiner Modelle mit strukturiert-additivem Prädiktor aus Bayesianischer Sicht. Einige der Verfahren aus Kapitel 2 lassen sich Bayesianisch motivieren, insbesondere P-Splines und Markov-Zufallsfelder, die wir im Folgenden näher beschreiben. Eine vollständige Bayes-Schätzung bedarf der Hilfe moderner computerintensiver MCMC[1]-Verfahren, insbesondere im Falle einer nicht-gausschen Response. Die grundlegende Idee ist es dabei, die schon aus Kapitel 1 und 2 bekannte iterativ gewichtete KQ-Schätzung bzw. das Fisher-Scoring mit dem Metropolis-Hastings-Algorithmus zu verknüpfen.

3.1 Das Modell

Grundlage der Bayes-Inferenz ist die Annahme, dass die unbekannten Parameter $\boldsymbol{\theta} = (\theta_1, ..., \theta_p)'$ eines Modells keine festen deterministischen Größen sind, sondern Realisierungen von Zufallsvariablen. Damit besitzen auch die Parameter eine Wahrscheinlichkeitsverteilung, die sogenannte Priori-Verteilung mit Dichte $p(\boldsymbol{\theta})$. Sie spiegelt das subjektive Vorwissen über den Parameter wieder. Mithilfe des Beobachtungsmodells, gegeben durch die Likelihood $L_{\mathbf{y}}(\boldsymbol{\theta}) = p(\mathbf{y}|\boldsymbol{\theta})$, können wir den Satz von Bayes anwenden und erhalten für die Verteilung der Parameter $\boldsymbol{\theta}$:

$$p(\boldsymbol{\theta}|\mathbf{y}) = \frac{p(\mathbf{y}|\boldsymbol{\theta})p(\boldsymbol{\theta})}{\int p(y|\boldsymbol{\theta})p(\boldsymbol{\theta})\,d\boldsymbol{\theta}}.$$

3.1.1 Bayesianische P-Splines

Zur Bayesianischen Formulierung wählen wir die aus Kapitel 2 bekannte Darstellung der penalisierten Splines basierend auf B-Splines. Den Einfluss einer Kovariable auf den Prädiktor lässt sich in diesem Fall darstellen als

---

[1] *Markov-Chain-Monte-Carlo*

$$\eta = f(x) = \sum_{i=1}^{d} \beta_i B_i(x) \text{ mit } d = m + l - 1. \tag{3.1.1}$$

Eine Penalisierung soll nun durch eine geeignete Wahl der Priori-Verteilung erreicht werden. In Abschnitt 2.3 hatten wir als eine Approximation des allgemeinen Penalisierungsterms $J(\beta) = \int (f''(x))^2 \, dx$ die Differenzen 2-ter Ordnung eingeführt. Diese lassen sich auch allgemeiner als Differenzen k-ter Ordnung rekursiv definieren:

$$\Delta^k \beta_j = \Delta^{k-1} \beta_j - \Delta^{k-1} \beta_{j-1},$$

mit

$$\Delta^1 \beta_j = \beta_j - \beta_{j-1}.$$

Während in der frequentistischen Inferenz die Differenzen der unbekannten aber festen Parameter β_j und β_{j-1} durch eine geeignete Erweiterung der Log-Likelihood penalisiert wurden, erreicht man die gewünschte glatte Schätzung durch eine Verteilungsannahme an die Differenzen k-ter Ordnung:

$$\Delta^k \beta_j \sim \mathcal{N}(0, \tau^2), \; j = k, ..., d. \tag{3.1.2}$$

Somit liegt jedoch für die k ersten Zufallsvariablen $\beta_1, ..., \beta_n$ keine Verteilungsannahme vor. Eine Möglichkeit dieses Problem zu beheben, ist die Wahl einer nichtinformativen Priori-Verteilung

$$p(\beta_j) \propto const, \; j = 1, ..., k.$$

Eigenschaft (3.1.1) lässt sich für $k = 1$ auch definieren durch

$$\beta_j = \beta_{j-1} + u_j, \; u_j \sim \mathcal{N}(0, \tau^2), \; j = 2, ..., d,$$

bzw. für $k = 2$ durch

$$\beta_j = 2\beta_{j-1} - \beta_{j-2} + u_j, \; u_j \sim \mathcal{N}(0, \tau^2), \; j = 3, ..., d.$$

Damit entspricht die Familie von Zufallsvariablen $(\beta_j)_{j=1,...,d}$ einem Random Walk der Ordnung k. Für die bedingten Verteilungen der zufälligen Parameter ergibt sich

$$\beta_j | \beta_{j-1}, ..., \beta_1 = \beta_j | \beta_{j-1}, ..., \beta_{j-k} \sim \mathcal{N}(\beta_j - \Delta^k \beta_j, \tau^2), \; j = k, ..., d.$$

Insbesondere für den Random Walk der Ordnung 1 erhält man

$$\beta_j | \beta_{j-1}, ..., \beta_1 = \beta_j | \beta_{j-1} \sim \mathcal{N}(\beta_{j-1}, \tau^2).$$

Die ausschließliche Abhängigkeit von der letzten Beobachtung bezeichnet man als Markov-Eigenschaft.

Die gewünschte Priori-Verteilung des Vektors $\boldsymbol{\beta}$ unter der Annahme eines Random Walks der Ordnung k erhält man durch

$$
\begin{aligned}
p(\boldsymbol{\beta}|\tau^2) &= \prod_{j=1}^{d} p(\beta_j|\beta_{j-1}, ..., \beta_1) \\
&= p(\beta_1), ..., p(\beta_k) \prod_{j=k+1}^{d} p(\beta_j|\beta_{j-1}, ..., \beta_{j-k}) \\
&\propto \prod_{j=k+1}^{d} \frac{1}{\sqrt{2\pi\tau^2}} \exp\left(-\frac{1}{2\tau^2}(\Delta^k\beta_j)^2\right) \\
&= \frac{1}{(2\pi\tau^2)^{\frac{d-k}{2}}} \exp\left(-\frac{1}{2\tau^2} \sum_{j=k+1}^{d} (\Delta^k\beta_j)^2\right) \\
&= \frac{1}{(2\pi\tau^2)^{\frac{d-k}{2}}} \exp\left(-\frac{1}{2\tau^2} \boldsymbol{\beta}'\mathbf{K}_k\boldsymbol{\beta}\right).
\end{aligned}
$$

Die Matrix $\mathbf{K}_k$ erhält man aus den Differenzenmatrizen $\mathbf{D}_k$. Diese sind rekursiv definiert über

$$
\mathbf{D}_k = \mathbf{D}_1\mathbf{D}_{k-1}
$$

mit

$$
\mathbf{D}_1 = \begin{pmatrix}
-1 & 1 & & \\
& -1 & 1 & \\
& & \ddots & \ddots \\
& & & -1 & 1
\end{pmatrix}.
$$

Dann ergibt sich $\mathbf{K}_k = \mathbf{D}_k'\mathbf{D}_k$, denn

$$
\sum_{j=k+1}^{d} \left(\Delta^k\beta_j\right)^2 = \boldsymbol{\beta}'\mathbf{D}_k'\mathbf{D}_k\boldsymbol{\beta}.
$$

Für einen Random Walk der Ordnung 1 ergibt sich die Matrix

$$
\mathbf{K}_1 = \begin{pmatrix}
1 & -1 & & & \\
-1 & 2 & -1 & & \\
& \ddots & \ddots & \ddots & \\
& & -1 & 2 & -1 \\
& & & -1 & 1
\end{pmatrix}
$$

Addiert man, beginnend mit der ersten Zeile, die obere Zeile sukzessiv auf die darunter liegende, so erhält man als letzte Zeile eine Nullzeile. Die Matrix $\mathbf{K}_1$ besitzt somit nicht vollen Rang, genauer gilt $rg(\mathbf{K}_1) = d - 1$ bzw. $rg(\mathbf{K}_k) = d - k$. Die Verteilung der Parameter entspricht somit nicht einer Normalverteilung mit Erwartungswertvektor $\mathbf{0}$ und Kovarianzmartix $\tau^2 \mathbf{K}_k^{-1}$. Das Integral über die Dichte der Priori-Verteilung divergiert. Man spricht in diesem Fall von einer uneigentlichen Priori bzw. im Fall der Normalverteilung von einer singulären Normalverteilung. Da die Posteriori analytisch unzugänglich sind, kommen MCMC-Verfahren zum Einsatz, womit auch das Problem der uneigentlichen Verteilung umgangen wird.

Der Varianzparameter τ^2 steht dabei in Analogie zu dem inversen Glättungsparameter ν^{-1} aus Kapitel 2. Ist τ^2 nahe Null, so sind die Abweichungen zwischen den zufälligen Parametern β_j und β_{j-1} gering, was einer fast konstanten Schätzung entspricht. In vollen Bayes-Schätzungen wird auch dieser Parameter als zufällig angenommen. Als Priori für den Varianzparameter wird eine Inverse Gammaverteilung angenommen[2]
:

$$\tau^2 \sim \mathcal{IG}(a, b).$$

3.1.2 Gauß-Markov-Zufallsfelder

Das in Kapitel 2.1.3 behandelte Verfahren zur räumlichen Glättung lässt sich ebenfalls Bayesianisch formulieren. Die dort eingeführte Penalisierung wird in der Bayesianischen Betrachtungsweise durch die Wahl der Priori-Verteilung der Parameter erreicht. Dazu wird der in Kapitel 3.1.1 behandelte Random Walk erster Ordnung auf zwei Dimensionen erweitert. Somit bleibt die charakteristische Markov-Eigenschaft erhalten und die bedingte Verteilung der Parameter entspricht einer Normalverteilung.

Die Grundannahme von Gauß-Markov-Zufallfeldern (*Gaussian Markov random fields, GMRF*) ist, dass sich benachbarte räumliche Einheiten nicht zu stark unterscheiden sollen. Die Definition einer Nachbarschaft erfolgt hier über gemeinsame Grenzen[3]. Wie im frequentistischen Modell beschreiben wir den räumlichen Effekt jeder Region j, $j = 1, ..., d$ durch einen Parameter β_j, der in Bayesianischer Betrachtungsweise einer Zufallsvariable entspricht. Bezeichnet nun N_j die Menge aller Nachbarn von Region j, so definiert man, analog zum Random Walk erster Ordnung, die Verteilung von β_j über

$$p(\beta_j | \beta_k, k \in N_j) \sim \mathcal{N}\left(\sum_{k \in N_j} \frac{\omega_{jk}}{\omega_{j+}} \beta_k, \frac{\tau^2}{\omega_{j+}} \right),$$

wobei ω_{jk} symmetrische Gewichte sind und $\omega_{j+} = \sum_{k \in N_j} \omega_{kj}$ die Summe der Gewichte

---

[2]Siehe Brezger & Lang (2003).
[3]Für eine allgemeinere Definition von Nachbarschaften in Form von sogenannten Graphen, siehe Rue & Held (2005) Seite 18f.

aller Nachbarregionen sind. Der Varianzparameter τ^2 steuert, wie stark sich der räumliche Effekt β_j von seinen Nachbarn unterscheiden darf. Damit steuert er die Glattheit der räumlichen Effekte. Im vollen Bayes-Ansatz werden auch die Varianzparameter mit einer Priori-Verteilung angegeben. Möglichkeiten für die Wahl einer Priori werden in Abschnitt 3.2 besprochen.

Werden alle Nachbarn gleich gewichtet, so ergibt sich die bedingte Verteilung

$$p(\beta_j|\beta_k, k \in N_j) \sim \mathcal{N} \left(\sum_{k \in N_j} \frac{1}{|N_j|} \beta_k, \frac{\tau^2}{|N_j|} \right).$$

Die erwarteten räumlichen Effekte entsprechen in diesem Fall also dem arithmetischen Mittel der räumlichen Effekte aller benachbarten Regionen. Weitere Möglichkeiten für die Wahl der Gewichte ω_{jk} sind, die Gewichte umgekehrt proportional zu dem Abstand der Mittelpunkte oder proportional zur Länge der gemeinsamen Grenze zu wählen.

Die Markov-Eigenschaft

$$p(\beta_j|\beta_k, k \neq j) = p(\beta_j|\beta_k, k \in N_j)$$

ist aus der Definition der bedingten Verteilungen sofort ersichtlich.

Die Angabe der bedingten Verteilungen der räumlichen Effekte impliziert bereits die gemeinsame Verteilung bis auf Proportionalität. Besag (1974) zeigt mithilfe des Hammersley-Clifford-Theorems, dass die gemeinsame Dichte gegeben ist durch

$$p(\boldsymbol{\beta}|\tau^2) \propto \left(\frac{1}{2\pi\tau^2} \right)^{\frac{d-1}{2}} \exp \left(-\frac{1}{\tau^2} \boldsymbol{\beta}'\mathbf{K}\boldsymbol{\beta} \right). \tag{3.1.3}$$

Die Präzisionsmatrix $\mathbf{K}$ ist bestimmt durch

$$\mathbf{K}[j,k] = \begin{cases} -\omega_{jk} & j \neq k, j \in N(k), \\ 0 & j \neq k, j \notin N(k), \\ \omega_{j+} & j = k. \end{cases}$$

Für den Fall gleicher Gewichte ergibt sich die Strafmatrix aus Abschnitt 2.1.4.
Da i. A. $rg(\mathbf{K}) = r - 1$, falls alle Regionen Nachbarn haben, ist die multivariate Normalverteilung (3.2.1) singulär, also keine Dichte im $\mathbb{R}^n$, da das Integral divergiert. GMRFs mit teilweise uneigentlicher Verteilung werden auch als intrinsische Gauß-Markov-Zufallsfelder bezeichnet.

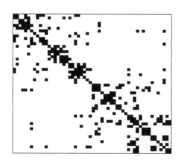 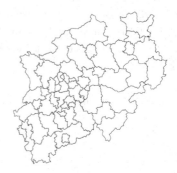

Abbildung 3.1: Nachbarschaftsmatrix der Landkreise in Nordrhein-Westfalen

3.1.3 Feste und zufällige Effekte

Neben nichtlinearen und regional geglätteten Effekten treten in strukturiert additiver Regression auch feste Effekte $\boldsymbol{\gamma}$ auf. Diese festen Effekte sind aus Bayesianischer Sicht ebenfalls Zufallsvariablen, die mit einer geeigneten Priori-Verteilung versehen werden müssen. Die gewählte Priori-Verteilung soll widerspiegeln, dass keinerlei Vorwissen über die Regressionskoeffizienten vorliegt. Daher gehen wir von einer Art Gleichverteilung aus und setzen die Priori-Dichte proportional zu einer Konstanten, d.h.

$$p(\boldsymbol{\gamma}) \propto const.$$

Da das Integral über die Priori-Dichte divergiert, handelt es sich nicht im eigentlichen Sinn um eine Dichte. Man spricht daher auch von einer uneigentlichen oder diffusen Priori-Verteilung. Dies stellt kein Problem dar, solange die resultierende Posteriori-Verteilung trotzdem normierbar ist.

Eine Möglichkeit um mit unbeobachteter Heterogenität in den Daten umzugehen, ist die Verwendung von zufälligen Effekten, die wir schon in Kapitel 2 angesprochen haben. Ein Grund für die unbeobachtete cluster- oder einheitenspezifische Heterogenität sind nicht beobachtete Kovariablen. Der Effekt einer Kovariable wird in diesem Fall durch eine Zufallsvariable beschrieben. Da in der Bayes-Inferenz alle Parameter zufällig sind, unterscheiden sich diese Parameter nicht von anderen. Sie bieten aber die Möglichkeit auch nicht glatte Effekte zu modellieren.

Sei $b_i \in \{1, ..., m\}$ ein Indikator, der für jede Beobachtung i die Zugehörigkeit zu einer der m Einheiten oder Cluster, etwa einer Region oder einem bestimmten Beobachtungszeitpunkt, erklärt. Als Priori-Verteilung für den Effekt β_b eines Clusters b, nehmen wir eine Normalverteilung an:

$$\beta_b \sim \mathcal{N}(0, \tau^2).$$

Mit der $n \times m$ Designmatrix $\mathbf{X}$, die an der Stelle (i, j) 1 ist genau dann, wenn die i-te Beobachtung zur $j - ten$ Einheit gehört und 0 sonst, erhält man für die zusätzlichen Effekte das Modell

$$\boldsymbol{\eta} = \mathbf{X}\boldsymbol{\beta},$$

wobei $\boldsymbol{\beta} = (\beta_1, ..., \beta_m)$ der Vektor der Cluster bzw. Einheiten spezifischer Effekte ist. Als Priori-Verteilung erhält man

$$p(\boldsymbol{\beta}|\tau^2) \propto \frac{1}{(2\pi\tau^2)^m} \exp\left(-\frac{1}{\tau^2}\boldsymbol{\beta}'\mathbf{K}\boldsymbol{\beta}\right),$$

mit der Strafmatrix $\mathbf{K} = I$.

3.2 Volle Bayes-Inferenz in generalisierten strukturiert-additiven Modellen

Die im vorhergehenden Abschnitt besprochenen Modelle weisen eine einheitliche Struktur auf, die eine generelle Methode zur Bestimmung der Posteriori-Verteilung der Regressionskoeffizienten ermöglicht. Dabei treten Varianzparameter auf, für die verschiedene geeignete Priori-Verteilungen gewählt werden können. Die MCMC-Inferenz basiert auf dem Metropolis-Hastings-Algorithmus, wobei die Vorschlagsdichten mithilfe der iterativ gewichteten KQ-Schätzung gewonnen werden. Die Idee dazu stammt von Gammerman (1997) im Kontext generalisierter linearer gemischter Modelle, wir folgen der Darstellung von Bretzger und Lang (2006). In Verbindung mit Gauß-Markov-Zufallsfeldern werden diese auch behandelt in Rue & Held (2005).

In Kapitel 2 konnten wir ein generalisiertes additives Modell auf die Form eines generalisierten linearen Modells zurückführen und entsprechende frequentistische Inferenz-Methoden verwenden. Wir verwenden hier die allgemeinere Form der strukturiert-additiven Regressionsmodelle, da wir auch zufällige Effekte berücksichtigen. Dies führt zu dem Modell

$$\boldsymbol{\eta} = \mathbf{X}_1\boldsymbol{\beta}_1 + ... + \mathbf{X}_q\boldsymbol{\beta}_q + \mathbf{V}\boldsymbol{\gamma},$$

wobei $\boldsymbol{\beta}_j$, $j = 1, ..., q$ die Parameter der nichtlinear modellierten Kovariablen, sowie die zufälligen Effekte sind und $\boldsymbol{\gamma}$ der Vektor der festen Effekte ist. Die Priori-Verteilungen der Parameter-Vektoren $\boldsymbol{\beta}_1, ..., \boldsymbol{\beta}_q$ haben für P-Splines beliebiger Ordnung Gauß-Markov-Zufallsfelder und für Effekte zur Berücksichtigung unbeobachteter Heterogenität die einheitliche Struktur

$$p(\boldsymbol{\beta}_j|\tau_j^2) \propto \frac{1}{\left(2\pi\tau_j^2\right)^{rg(K)}} \exp\left(-\frac{1}{\tau_j^2}\boldsymbol{\beta}_j'\mathbf{K}_j\boldsymbol{\beta}_j\right). \qquad (3.2.4)$$

Der Unterschied besteht in der Struktur der Strafmatrizen $\mathbf{K}_j$, die wir in den vorhergehenden Abschnitten angegeben haben.

In einer vollen Bayes-Schätzung sind auch die Varianzparameter τ_j^2 Zufallsvariablen, die mit einer geeigneten Priori-Verteilung versehen werden müssen. Üblicherweise wird hierbei von einer Inversen Gammaverteilung ausgegangen[4]. Als Dichte der Priori-Verteilung ergibt sich

$$p(\tau_j^2) \propto (\tau_j^2)^{-a_j-1} \exp\left(-\frac{b_j}{\tau_j^2}\right). \qquad (3.2.5)$$

Für die Hyperparameter a_j und b_j werden typischerweise kleine Werte genommen, z.B. $a_j = b_j = 0,001$[5].

Ziel der Bayes-Inferenz ist, die Verteilung der gesuchten (zufälligen) Parameter, d.h. die Posteriori-Verteilung, zu berechnen. Die Posteriori-Verteilung, ist nach dem Satz von Bayes proportional zu dem Produkt aus der Likelihood und der Priori-Verteilung der Parameter. Durch die einheitliche Darstellung (3.2.3) der Priori-Verteilung und der Hyperpriori (3.2.4) erhält man, mit den beobachteten Daten $\mathbf{y}$, die Darstellung

$$p(\boldsymbol{\beta}_1, \tau_1^2, ..., \boldsymbol{\beta}_q, \tau_q^2, \boldsymbol{\gamma}|\mathbf{y}) \propto L(\mathbf{y}, \boldsymbol{\beta}_1, \tau_1^2, ..., \boldsymbol{\beta}_q, \tau_q^2, \boldsymbol{\gamma})$$
$$\prod_{j=1}^{q} \frac{1}{(\tau_j^2)^{rg(\mathbf{K}_j)}} \exp\left(-\frac{1}{2\tau_j^2}\boldsymbol{\beta}_j'\mathbf{K}_j\boldsymbol{\beta}_j\right)$$
$$\prod_{j=1}^{q} (\tau_j^2)^{-a_j-1} \exp\left(-\frac{b_j}{\tau_j^2}\right).$$

Die Likelihood kann dabei eine beliebige Dichte aus der Exponentialfamilie sein. Hier ist aufgrund der Daten im Besonderen die Poisson-Verteilung von Interesse. Da die Posteriori-Verteilung analytisch unzugänglich ist finden hier MCMC-Verfahren Anwendung. Die Grundidee ist die Konstruktion einer Markov-Kette, deren Übergangskern gegen die interessierende Posteriori-Verteilung $p(\boldsymbol{\beta}, \tau^2, \boldsymbol{\gamma}|\mathbf{y})$ konvergiert. Nach einer gewissen Konvergenzzeit erhält man so eine Stichprobe aus der Posteriori-Verteilung. Der Basis-Algorithmus, auf dem alle MCMC-Verfahren beruhen ist der *Metropolis-Hastings-Algorithmus*. Dieser findet auch hier Anwendung. Für eine nichtlinear modellierte Kovariable ergibt sich damit der Algorithmus

---

[4]Siehe Fahrmeir, Kneib & Lang (2009).
[5]Dies ist auch in der hier verwendeten Software *BayesX* implementiert.

1. Wähle Startwerte $\boldsymbol{\beta}^0$, sowie die Anzahl Iterationen T. Setze $t = 1$.

2. Ziehe eine Zufallszahl $\tau_p^2 \sim \mathcal{IG}(a + \frac{rg(\mathbf{K})}{2}, b + \frac{1}{2}\boldsymbol{\beta}^{(t-1)'}\mathbf{K}\boldsymbol{\beta}^{(t-1)})$.

3. Ziehe Zufallszahlen $\boldsymbol{\beta}_p$ aus der Vorschlagsdichte $q(\boldsymbol{\beta}_p|\boldsymbol{\beta}^{(t-1)}, \tau_p^2)$.

4. Ziehe eine gleichverteilte Zufallszahl $u \sim \mathcal{U}(0, 1)$.

5. Falls
$$u \leq \min\left\{\frac{p(\boldsymbol{\beta}_p|\mathbf{y}, \tau_p^2)q(\boldsymbol{\beta}^{(t-1)}|\boldsymbol{\beta}_p, \tau_p^2)}{p(\boldsymbol{\beta}^{(t-1)}|\mathbf{y}, \tau_p^2)q(\boldsymbol{\beta}_p|\boldsymbol{\beta}^{(t-1)}, \tau_p^2)}, 1\right\}$$
setze $\boldsymbol{\beta}_p = \boldsymbol{\beta}^{(t)}$ und $\tau_p^2 = (\tau^2)^{(t)}$, andernfalls setze $\boldsymbol{\beta}^{(t-1)} = \boldsymbol{\beta}^{(t)}$ und $(\tau^2)^{(t-1)} = (\tau^2)^{(t)}$.

6. Falls $t = T$ beende den Algorithmus, ansonsten setze $t = t + 1$ und fahre fort mit 2.

Als Vorschlagsverteilung verwendet man

$$\boldsymbol{\beta}_p|\boldsymbol{\beta}^{(t-1)}, \tau_p^2 \sim \mathcal{N}\left(\boldsymbol{\mu}^{(t-1)}, \boldsymbol{\Sigma}^{(t-1)}\right)$$

mit dem Erwartungswert

$$\boldsymbol{\mu}^{(t-1)} = (\mathbf{X}'\mathbf{W}(\boldsymbol{\beta}^{(t-1)})\mathbf{X} + \frac{1}{\tau_p^2}\mathbf{K})^{-1}\mathbf{X}'\mathbf{W}(\boldsymbol{\beta}^{(t-1)})\tilde{\mathbf{y}}(\boldsymbol{\beta}^{(t-1)})$$

und der Varianzmatrix

$$\boldsymbol{\Sigma}^{(t-1)} = \left(\mathbf{X}'\mathbf{W}(\boldsymbol{\beta}^{(t-1)})\mathbf{X} + \frac{1}{\tau_p^2}\mathbf{K}\right)^{-1}.$$

Dabei ist

$$\mathbf{W}(\boldsymbol{\beta}^{(t-1)}) = diag(w_1, ..., w_n)$$

mit $w_i(\boldsymbol{\beta}^{(t-1)}) = \exp(\mathbf{x}_i\boldsymbol{\beta}^{(t-1)})$ für die Poisson-Verteilung[6]. Die Arbeitsbeobachtungen sind gegeben durch

$$\tilde{y}(\boldsymbol{\beta}^{(t-1)}) = \mathbf{x}_i\boldsymbol{\beta}^{(t-1)} + \exp(-\mathbf{x}_i\boldsymbol{\beta}^{(t-1)})(y_i - \exp(\mathbf{x}_i\boldsymbol{\beta}^{(t-1)})).$$

---

[6]Für allgemeine Exponentialfamilien siehe Brezger und Lang (2003).

Der Erwartungswert $\mu^{(t-1)}$ entspricht einem Schritt der penalisierten iterativ gewichteten KQ-Schätzung (2.1.3) mit dem Vektor $\beta^{(t-1)}$. Aus den Konvergenzeigenschaften der iterativ gewichteten KQ-Schätzung bzw. des Fisher-Scoring-Verfahrens folgt, dass der Erwartungswert (bzw. der Lageparameter) der Vorschlagsdichte nah am Modus der Posteriori-Verteilung liegt. Dadurch erreicht man eine hohe Akzeptanzrate für die Vorschlagsdichte.

Für den allgemeinen Fall mehrerer, auch linearer Kovariablen $\beta_1, ..., \beta_q, \gamma$ teilt man den Parametervektor in mehrere Blöcke auf und zieht Zufallszahlen aus den sogenannten vollständig bedingten Dichten. Die Parameter und Hyperparameter werden dann in der Reihenfolge $\tau_1^2, \beta_1, ..., \tau_q^2, \beta_q, \gamma$ erneuert. Dadurch ergibt sich der Algorithmus

1. Wähle Startwerte $\boldsymbol{\beta}_1^{(0)}, ..., \boldsymbol{\beta}_q^{(0)}$ und $\boldsymbol{\gamma}^{(0)}$ für gegebene Varianzparameter τ_i^2, $i = 1, ..., p$, sowie die Anzahl Iterationen T. Setze $t = 1$.

2. Für $j = 1, ..., q$:

   - Ziehe eine Zufallszahl $(\tau_j^2)^{(p)} \sim \mathcal{IG}(a + \frac{rg(\mathbf{K}_j)}{2}, b + \frac{1}{2}\boldsymbol{\beta}_j^{(t-1)'}\mathbf{K}_j\boldsymbol{\beta}_j^{(t-1)})$.

   - Ziehe Zufallszahlen $\boldsymbol{\beta}_j^{(p)}$ aus der Vorschlagsdichte $q(\boldsymbol{\beta}_j^{(p)}|\boldsymbol{\beta}_j^{(t-1)}, (\tau_j^2)^{(p)})$.

   - Ziehe eine gleichverteilte Zufallszahl $U \sim \mathcal{U}(0,1)$.

   - Falls

     $$U \leq \min\left\{ \frac{p(\boldsymbol{\beta}_j^{(p)}|\mathbf{y},(\tau_j^2)^p)q(\boldsymbol{\beta}_j^{(t-1)}|\boldsymbol{\beta}_j^{(p)},(\tau_j^2)^{(p)})}{p(\boldsymbol{\beta}_j^{(t-1)}|\mathbf{y},(\tau_j^2)^p)q(\boldsymbol{\beta}_j^{(p)}|\boldsymbol{\beta}_j^{(t-1)},(\tau_j^2)^{(p)})}, 1 \right\}$$

     setze $\boldsymbol{\beta}_j^{(p)} = \boldsymbol{\beta}_j^{(t)}$ und $(\tau^2)^p = (\tau^2)_j^{(t)}$, andernfalls setze $\boldsymbol{\beta}_j^{(t-1)} = \boldsymbol{\beta}_j^{(t)}$ und $(\tau_j^2)^{(t-1)} = (\tau_j^2)^{(t)}$.

3. - Ziehe Zufallszahlen $\boldsymbol{\gamma}^{(p)}$ mit

     $$\boldsymbol{\gamma}^{(p)} \sim \mathcal{N}(\boldsymbol{\mu}_{\boldsymbol{\gamma}^{(t-1)}}, \boldsymbol{\Sigma}^{(t-1)}),$$

     mit der Dichte $q(\boldsymbol{\gamma}^{(p)}|\boldsymbol{\gamma}^{(t-1)})$ sowie dem Erwartungswert

     $$\boldsymbol{\mu}_{\boldsymbol{\gamma}^{(t-1)}} = \boldsymbol{\Sigma}^{(t-1)}\mathbf{U}'\mathbf{W}(\boldsymbol{\gamma}^{(t-1)})(\mathbf{y} - \tilde{\boldsymbol{\eta}}),$$

     und der Kovarianzmatrix

     $$\boldsymbol{\Sigma}_{\boldsymbol{\gamma}^{(t-1)}} = \left(\mathbf{U}'\mathbf{W}(\boldsymbol{\gamma}^{(t-1)})\mathbf{U}\right)^{-1}.$$

   - Ziehe eine gleichverteilte Zufallszahl $u \sim \mathcal{U}(0,1)$.

   - Falls

     $$u \leq \min\left\{ \frac{p(\boldsymbol{\gamma}^{(p)}|\mathbf{y})q(\boldsymbol{\gamma}^{(t-1)}|\boldsymbol{\gamma}^{(p)})}{p(\boldsymbol{\gamma}^{(t-1)}|\mathbf{y})q(\boldsymbol{\gamma}^{(p)}|\boldsymbol{\gamma}^{(t-1)})}, 1 \right\},$$

     setze $\boldsymbol{\gamma}^{(p)} = \boldsymbol{\gamma}^{(t)}$, andernfalls setze $\boldsymbol{\gamma}^{(t-1)} = \boldsymbol{\gamma}^{(t)}$.

4. Falls $t = T$, beende den Algorithmus, ansonsten setze $t = t + 1$ und fahre fort mit 2.

Für die Vorschlagsdichte aus Schritt 2, $q(\boldsymbol{\beta}_j^{(p)}|\boldsymbol{\beta}_j^{(t-1)}, (\tau_j^2)^{(p)})$, verwendet man

$$\boldsymbol{\beta}_j^{(p)}|\boldsymbol{\beta}_j^{(t-1)}, (\tau_j^2)^{(p)} \sim \mathcal{N}\left(\boldsymbol{\mu}_j^{(t-1)}, \boldsymbol{\Sigma}_j^{(t-1)}\right)$$

mit dem Erwartungswert

$$\boldsymbol{\mu}_j^{(t-1)} = (\mathbf{X}_j{}'\mathbf{W}(\boldsymbol{\beta}_j^{(t-1)})\mathbf{X}_j + \frac{1}{(\tau^2)_j^{(p)}}\mathbf{K}_j)^{-1}\mathbf{X}_j{}'W(\boldsymbol{\beta}_j^{(t-1)})\left(\tilde{\mathbf{y}}(\boldsymbol{\beta}_j^{(t-1)}) - \boldsymbol{\eta}_{-j}\right)$$

und der Varianzmatrix

$$\boldsymbol{\Sigma}_j^{(t-1)} = \left(\mathbf{X}_j'\mathbf{W}(\boldsymbol{\beta}_j^{(t-1)})\mathbf{X}_j + \frac{1}{(\tau_j^2)^{(p)}}\mathbf{K}_j\right)^{-1}.$$

Dabei sind die Arbeitsgewichte $\mathbf{W}(\boldsymbol{\beta}_j^{(t-1)})$ und die Arbeitsbeobachtungen $\tilde{\mathbf{y}}(\boldsymbol{\beta}_j^{(t-1)})$ wie im oberen Algorithmus definiert. Der Vektor

$$\boldsymbol{\eta}_{-j} = \boldsymbol{\eta} - \mathbf{X}_j\boldsymbol{\beta}_j$$

ist der Prädiktor der Effekte aller Kovariablen, ausgenommen dem j-ten.

Brezger und Lang (2003) erläutern, dass die Startwerte der Parametervektoren $\boldsymbol{\beta}_j^{(0)}$ starken Einfluss auf die Konvergenz des Algorithmus haben und schlagen die Verwendung von Backfitting-Algorithmen zur Evaluation der Startwerte vor. Dies ist auch in der Software *BayesX* implementiert. Für den Varianzparameter nimmt man an, dass dieser mit $(\tau_j^2)^{(0)} = 10$ gegeben ist. Dann erfolgt die Schätzung mittels eines Backfitting-Algorithmus in Verbindung mit dem Fisher-Scoring-Algorithmus[7].

3.3 Datenanalyse

Das aus Abschnitt 2.3 bekannte generalisierte additive Modell soll nun erweitert werden. Die räumlichen und zeitlichen Effekte stehen stellvertretend für nicht beobachtete Einflussfaktoren. Von diesen Einflussfaktoren weisen einige eine starke räumliche bzw. zeitliche Struktur auf, andere Faktoren treten nur lokal bzw. temporär auf. Es ist somit sinnvoll zwischen diesen Beiden zu unterscheiden. Besag, York & Mollie (1991) schlagen dazu eine Aufteilung der räumlichen und zeitlichen Effekte in einen räumlich bzw. zeitlich korrelierten (strukturierten) und einen unkorrelierten (unstrukturierten) Effekt vor. Damit hat das resultierende Modell die Form

$$\log(\mathbb{E}(Fallzahl_i)) = \gamma_0 + \gamma_1 Geschlecht_i + f_1(Alter_i) + f_{geo}^{str}(Region_i) + f_{geo}^{unstr}(Region_i)$$
$$+ f_3^{str}(Jahr_i) + f_3^{unstr}(Jahr_i) + \log(Bevölkerung_i).$$

Für die festen Effekte γ_0 und γ_1 nehmen wir gemäß Abschnitt 3.1.3 eine nicht-informative Priori-Verteilung

$$p(\gamma_{0,1}) \propto const$$

---

[7]Siehe Fahrmeir & Tutz (2001), Kap.5.

an.

Die Funktionen f_1 und f_3^{str} lassen sich wie in 3.1.1 als Linearkombination von Basisfunktionen mit zufälligen Parametern $\beta^{1,3}$ darstellen. Die Basisfunktionendarstellung beruht jeweils auf 15 äquidistanten Knoten $15, 20, ..., 85$ bzw. $1994, ..., 2008$, mit Basisfunktionen vom Grad 3. Die Parameter folgen einem Random Walk erster Ordnung

$$\beta_j^{1,3} = \beta_{j-1}^{1,3} + u_j, \ u_j \sim \mathcal{N}(0, (\tau^2)^{1,3}), \ j = 2, ..., d$$

mit nicht-informativem Startparameter

$$p(\beta_1^{1,3}) \propto const.$$

Die Parameter der räumlichen Effekte werden durch ein Gauß-Markov-Zufallsfeld beschrieben. Als bedingte Priori-Verteilung ergibt sich

$$p(\beta_j^{geo} | \beta_k^{geo}, k \in N_j) \sim \mathcal{N}\left(\sum_{k \in N_j} \frac{1}{|N_j|} \beta_k^{geo}, \frac{(\tau^2)^{geo}}{|N_j|}\right) \ j = 1, ..., 54.$$

Die unstrukturierten bzw. unkorrelierten Effekte $\beta_1^{geo,unstr}, ..., \beta_5 4^{geo,unstr}, \beta_1^{3,unstr}, ..., \beta_{15}^{3,unstr}$ sind a priori normalverteilt

$$\beta_j^{geo,unstr} \sim \mathcal{N}(0, (\tau_j^2)^{geo,unstr}), \ j = 1, ..., 54$$

bzw.

$$\beta_j^{3,unstr} \sim \mathcal{N}(0, (\tau_j^2)^{3,unstr}), \ j = 1, ..., 15.$$

Die in den Priori-Verteilungen auftretenden Varianzparameter τ_j^2 werden selber wieder, wie beschrieben, mit einer (Hyper-)Priori-Verteilung versehen. Dabei bietet sich die inverse Gammaverteilung mit einer breiten Streuung an. Damit ergibt sich die Verteilung 3.2.5. Mithilfe der spezifizierten Priori-Verteilung lässt sich nun der Algorithmus auf Seite 65 verwenden.

Die Umsetzung der hier beschriebenen Verfahren erfolgt mit dem Programmpaket BayesX.

3.3.1 Datensatz I: Lungenkrebs

Für den Lungenkrebs-Datensatz wählen wir zunächst $T = 52000$ Iterationen aus wobei wir
die ersten 2000 Zufallszahlen nicht verwenden. Der sogenannte Burn-In wird also auf 2000
gesetzt. Die 50000 resultierenden Zufallszahlen sind jedoch abhängig, was eine charakteristische Eigenschaft der Markov-Kette ist. Um eine möglichst unabhängige Stichprobe zu
erhalten, wird nur jede 50-ste Zufallszahl berücksichtigt. Damit verbleibt eine Stichprobe
der Größe 1000. Das entspricht einer Wahl des sogenannten Thinning Parameters von
50. Für die Startwerte der Hyperparameter, also die Parameter der Priori-Verteilung der
Varianzparameter, verwenden wir die Default-Einstellung von BayesX, also $a = 0.001$ und
$b = 0.001$.

Aus der resultierenden empirischen Posteriori-Verteilung lassen sich einige Charakteristika, wie etwa der Erwartungswert schätzen. Diese sind für die Parameter der festen Effekte
in Tabelle 3.1 aufgeführt. Die Charakteristika der Verteilung von β_0 und insbesondere β_1
deuten auf eine Einpunktverteilung hin.

Kovariable	Mittelwert	Standardabweichung	2,5%-Quantil	97,5%-Quantil
Intercept	-5.56	0.02	-5.61	-5.51
Geschlecht	-1.15	0.00	-1.16	-1.15

Tabelle 3.1: Kennziffern der Posteriori-Verteilung der festen linearen Effekte

Der strukturierte zeitliche Effekt und der unstrukturierte zeitliche Effekt sind in Abbildung 3.2 dargestellt. Neben dem Modus der Posteriori-Verteilung sind auch die 2,5%- und
97,5%-Quantile eingezeichnet. Der zeitliche Effekt verläuft etwas flacher als im frequentistischen Modell, ohne den unstrukturierten Effekt. Die zeitlich unstrukturierten Effekte
haben nur einen geringen Einfluss auf den Prädiktor. Der zeitliche Trend hat jedoch auch
im frequentistischen Modell nur geringen Einfluss. Im speziellen Fall ist eine Aufteilung
des zeitlichen Effekts sicherlich verzichtbar, was jedoch nicht i.A. der Fall ist, wie wir am
Hirninfarkt-Datensatz sehen werden.

Die strukurierten und unstrukturierten räumlichen Effekte sind in Abbildung 3.3 eingezeichnet. Die Aufteilung in einen strukturierten und einen unstrukturierten Effekt führt
zu deutlich glatteren räumlich strukturierten Effekten. Die Erweiterung des Modells führt
jedoch auch zu einer deutlich höheren Anzahl an Parameter.

Der Effekt des Alters ist in Abbildung 3.4 auf der linken Seite zu sehen. Die geschätzten
Effekte für das Alter entsprechen denen in Abbildung 2.4 aus dem frequentistischen Modell.

Anhand des Residuenplots in Abbildung 3.4 auf der rechten Seite ist eine gute Modellan-

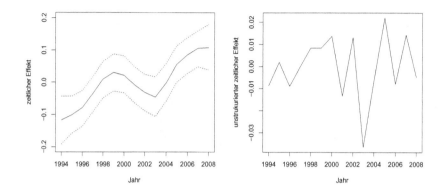

Abbildung 3.2: Zeitlich unstrukturierter und zeitlich strukturierter Effekt auf die Lungenkrebs-Fallzahlen

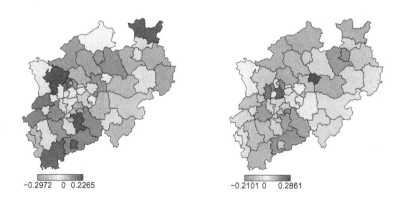

Abbildung 3.3: Unstrukturierter und strukturierter räumlicher Effekt auf die Lungenkrebs-Fallzahlen

passung zu erkennen. Der Residuenplot wurde mit den Erwartungswerten der Posteriori-Verteilung erstellt.

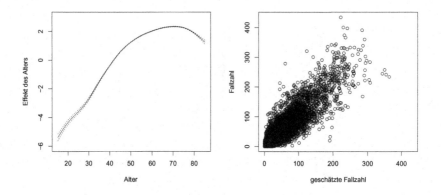

Abbildung 3.4: Residuen des Modells

Auf den Seiten 71, 72 und 73 sind die gemittelten, minimalen und maximalen Autokorrelationen der Kovariablen eingezeichnet. Insgesamt werden in diesem Modell 166 Parameter gesampelt daher ist ein einzelner Plot der Autokorrelation je Parameter nicht möglich. Die Autokorrelationsfunktionen sollen uns einen Hinweis auf die Abhängigkeit der gezogenen Zufallszahlen liefern[8].

Für unabhängige Zufallszahlen sollten die Autokorrelationsfunktionen möglichst schnell gegen Null gehen. Sind die gezogenen Zufallszahlen abhängig, so sind die aus der Posteriori-Verteilung geschätzten Charakteristika verfälscht. Die Autokorrelationen der meisten Parameter fallen sehr schnell ab. Probleme bereiten jedoch einige Regionen, sowie der Varianzparameter des strukturierten regionalen Effekts. Die Abhängigkeit der gezogenen Zufallszahlen ist selbst bei einer zusätzlichen Verzögerung von 200 noch extrem hoch. Daher ist es fraglich, ob eine noch höhere Ausdünnung diese Abhängigkeit vollständig beseitigen könnte.

Eine weitere Sensitivitätsanalyse könnte klären, wie abhängig insbesondere die räumlichen Effekte auf die Wahl der Hyperparameter reagieren. Neben den Autokorrelationen sind auch die Akzeptanzraten von Interesse. Diese liegen für alle Parameter zwischen 75% und 100%, mit Ausnahme der Region, hier liegt die Akzeptanzrate bei lediglich 12.54%. Visuell können die Akzeptanzraten auch durch die Betrachtung der Samplingpfade beachtet werden, die hier jedoch nicht aufgeführt werden.

---

[8]Für eine Definition der Autokorrelationsfunktionen siehe Fahrmeir, Kneib & Lang (2009) Abschnitt 3.4.4 (Seite 137).

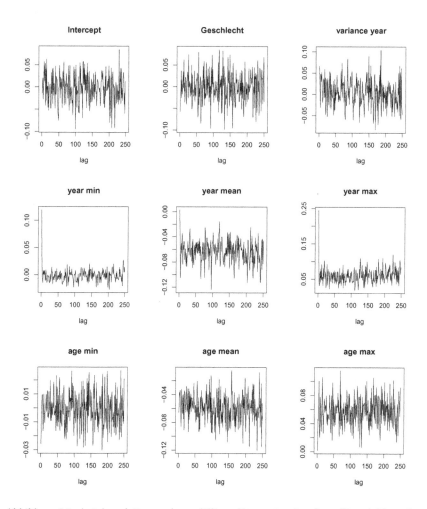

Abbildung 3.5: Autokorrelationen der zufälligen Parameter der fixen Kovariablen, der zeitlichen Kovariablen inklusive Varianz und der Kovariable Alter

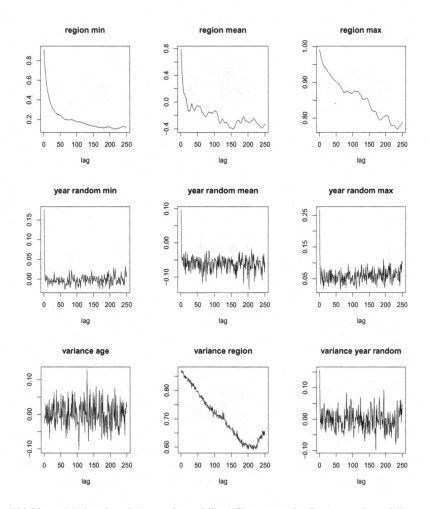

Abbildung 3.6: Autokorrelationen der zufälligen Parameter der Regionen, der zufälligen zeitlichen Effekte und einiger Varianzparameter

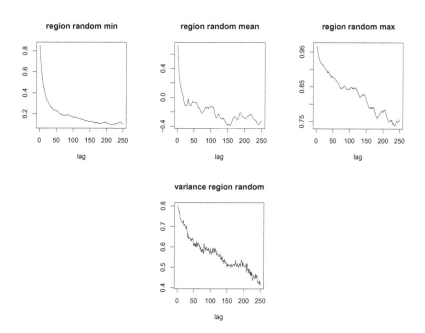

Abbildung 3.7: Autokorrelation des unstrukturierten räumlichen Effekts

3.3.2 Datensatz II: Herzinfarkt

Die Anzahl an Iterationen ist mit $T = 105000$ etwa doppelt so hoch wie die Anzahl an Iterationen im Modell zum Lungenkrebs. Dadurch kann die Stichprobengröße der Posteriori-Verteilung erhöht werden, um genauere Schätzer zu erhalten. Als Thinning Parameter wählen wir weiterhin 50 und als Burn-In 500.

Der strukturierte zeitliche Effekt und der unstrukturierte zeitliche Effekt sind in Abbil-

Kovariable	Mittelwert	Standardabweichung	2,5%-Quantil	97,5%-Quantil
Intercept	-5.67	0.02	-5.72	-5.63
Geschlecht	-0.83	0.00	-0.84	-0.83

Tabelle 3.2: Schätzer aus der Posteriori-Verteilung für die fixen Effekte des Herzinfarkt-Datensatzes

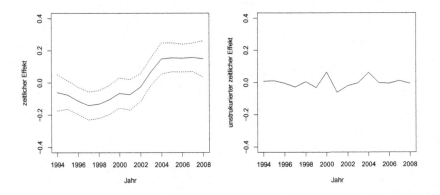

Abbildung 3.8: Strukturierter und unstrukturierter zeitlicher Effekt auf die Herzinfarkt-Fallzahlen

dung 3.8 dargestellt. Neben dem Modus der Posteriori-Verteilung sind auch die 2,5%- und 97,5%-Quantile eingezeichnet. Der zufällige zeitliche Effekt schwankt nur mimimal um 0. Im speziellen Fall ist also keine Modellierung eines zufälligen (unkorrelierten) zeitlichen Effekts notwendig. Der strukturierte zeitliche Effekt zeigt aber deutliche Veränderungen der Herzinfarkt-Fallzahlen über die Jahre. Die strukurierten und unstrukturierten Effekte der Regionen sind in Abbildung 3.9 dargestellt. Die Aufteilung in einen strukturierten und einen unstrukturierten Effekt erscheint hier sinnvoll. Beide Effekte sind etwa gleich stark ausgeprägt. Der strukturierte räumliche Effekt ist jedoch erkennbar glatter als der unstrukturierte Effekt, welches ein Ziel der Modellierung war. Der Effekt des Alters, Abbildung 3.10 linke Seite, zeigt wieder einen deutlichen Anstieg der Fallzahlen bei zuneh-

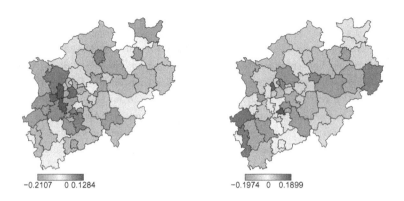

Abbildung 3.9: Strukturierter und unstrukturierter räumlicher Effekt auf die Herzinfarkt-
Fallzahlen

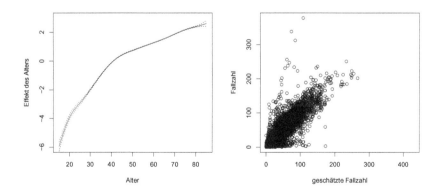

Abbildung 3.10: Der Effekt des Alters auf die Herzinfarkt-Fallzahlen (links). Die Residuen
des Modells (rechts).

mendem Alter. Der Residuenplot in Abbildung 3.10 auf der rechten Seite deutet auf eine problematische Modellanpasung hin. Eine größere Anzahl von Fallzahlen würde deutlich unterschätzt werden. Auf den Seiten 77, 78 und 79 sind die gemittelten, minimalen und maximalen Autokorrelationen der Kovariablen eingezeichnet. Die Abhängigkeiten zwischen den Zufallszahlen sind geringer als die Abhängigkeiten der Zufallszahlen in dem Metropolis-Hastings-Algorithmus zum Lungenkrebs-Datensatz. Trotzdem ist auf eine angemessene Verzögerung zu achten, um die Abhängigkeit des Varianzparameters zu dem Gauß-Markov-Feld der Regionen zu reduzieren. Auch die Akzeptanzraten sind in diesem Fall höher. Alle Akzeptanzraten liegen zwischen 80% und 100%, wieder mit der Ausnahme der Regionen, deren Akzeptanzrate mit 31.89% noch gesteigert werden müsste. Es wäre also wieder notwendig eine Adjustierung per Hand vorzunehmen um geringe Autokorrelationen bei hohen Akzeptanzraten zu erreichen.

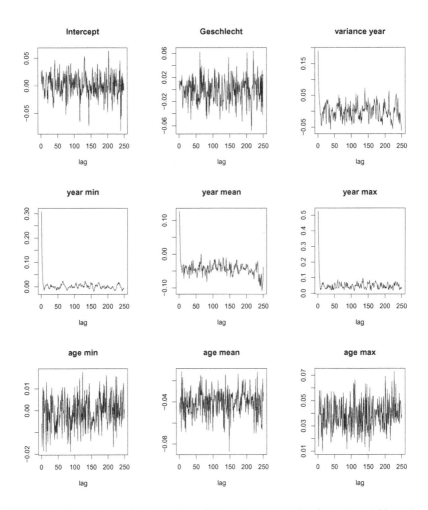

Abbildung 3.11: Autokorrelationen der zufälligen Parameter der fixen Kovariablen, der zeitlichen Kovariablen inklusive Varianz und der Kovariable Alter

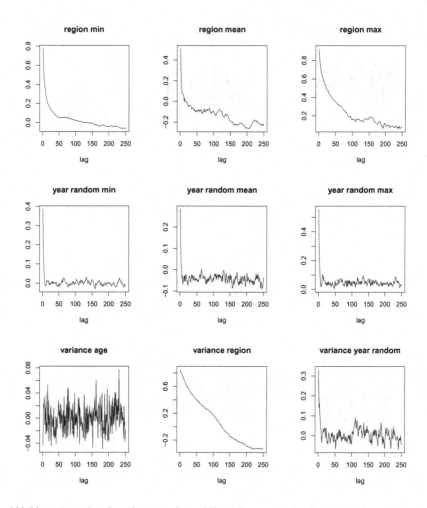

Abbildung 3.12: Autokorrelationen der zufälligen Parameter der Regionen, der zufälligen zeitlichen Effekte und einiger Varianzparameter

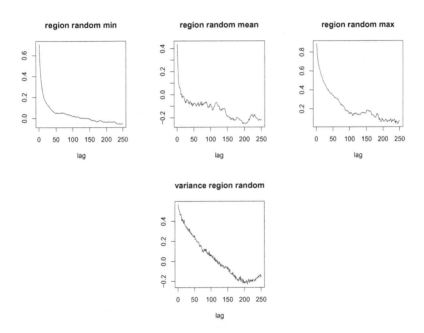

Abbildung 3.13: Autokorrelation des unstrukturierten räumlichen Effekts

3.3.3 Datensatz III: Hirninfarkt

Für den Hirninfarkt-Datensatz wurde die Anzahl an Iterationen auf 2510000 erhöht. Auch der Burn-In wurde auf 10000 erhöht. Von den resultierenden 2, 5 Millionen Zufallszahlen wurde jedoch nur jede 250-ste verwendet. Der Thinning Parameter von 250 wurde gewählt um die Autokorrelation der Zufallszahlen weiter zu reduzieren. Die verbleibende Stichprobengröße ist 10000.

Für die Parameter der festen Effekte, des Intercepts und des Geschlechts sind in Tabelle 3.3 die Erwartungswerte, Standardabweichungen und Quantile eingetragen. Der Erwartungswert und die Standardabweichung aus der vollen Bayes-Inferenz entsprechen also den Schätzern aus dem frequentistischen Modell in Tabelle 2.10.

Kovariable	Mittelwert	Standardabweichung	2,5%-Quantil	97,5%-Quantil
Intercept	-6.95	0.04	-7.03	-6.88
Geschlecht	-0.36	0.00	-0.37	-0.36

Tabelle 3.3: Schätzer aus der Posteriori-Verteilung für die fixen Effekte des Hirninfarkt-Datensatzes

Der strukturierte zeitliche Effekt und der unstrukturierte zeitliche Effekt sind in Abbildung 3.14 dargestellt. Für diesen Datensatz war die Einführung eines zeitlich unstrukturierten Effekts sinnvoll. Der Fehler in den Daten, der auf einer Umstellung der Diagnosestatistiken beruht, konnte so zu einem Teil durch einen zufälligen Effekt beschrieben werden. Der unstrukturierte Effekt dient fast vollständig der Erklärung dieses Fehlers.

Der strukturierte Effekt der Regionen ist auf der linken Seite in Abbildung 3.15 dargestellt. Die Verwendung eines räumlich unstrukturierten Effekts führt zu einem deutlich reduzierten strukturierten räumlichen Effekt. Die räumliche Heterogenität der Daten wird fast ausschließlich durch den unstrukturierten Effekt beschrieben. Tatsächlich können wir anhand der Schätzer von einer starken räumlichen Heterogenität und einer geringen räumlichen Korrelation der Daten ausgehen.

Der Effekt des Alters ist in Abbildung 3.16 auf der linken Seite zu sehen. Neben dem Modus der Posteriori-Verteilung sind auch die 2,5%- und 97,5%-Quantile eingezeichnet. Die geschätzten Effekte für das Alter entsprechen denen in Abbildung 2.10 aus dem frequentistischen Modell. Der Residuenplot 3.16 zeigt eine hervorragende Modellanpassung, wobei einzelne Ausreißer, die das Modell unterschätzt, zu verzeichnen sind. Auf den Seiten 83 bis 85 sind die gemittelten, minimalen und maximalen Autokorrelationen der Kovariablen eingezeichnet. Vergleicht man die Autokorrelationen mit denen aus dem Modell zum Lungenkrebs-Datensatz, so konnte durch den hohen Thinning Parameter eine Verbesserung erzielt werden. Die Abhängigkeiten aller Parameter sind jedoch erst ab einer Verzögerung von 200 ausreichend. Auch in diesem Datensatz bestehen Probleme mit den

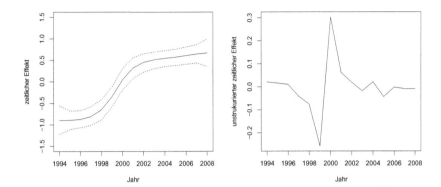

Abbildung 3.14: Zeitlich strukturierter Effekt (links). Zeitlich unstrukturierter Effekt (rechts), des Hirninfarkt-Datensatzes

Parametern der räumlich strukturierten Effekte und den entsprechenden Varianzparametern.

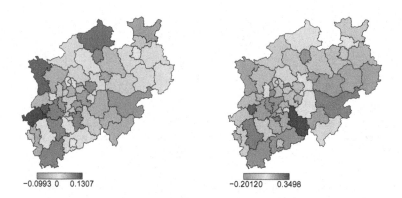

Abbildung 3.15: Räumlich strukturierter Effekt (links). Räumlich unstrukturierter Effekt (rechts), des Hirninfarkt-Datensatzes

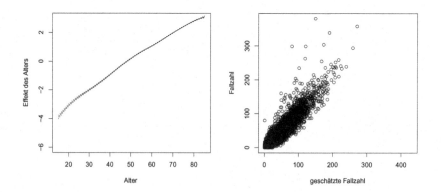

Abbildung 3.16: Effekt des Alter (links) und Residuen (rechts) des Hirninfarkt-Modells

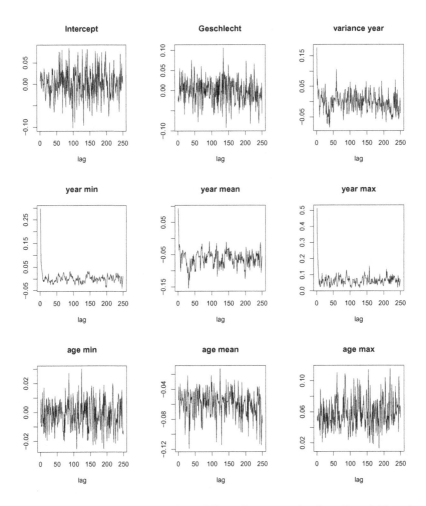

Abbildung 3.17: Autokorrelationen der zufälligen Parameter der fixen Kovariablen, der zeitlichen Kovariablen inklusive Varianz und der Kovariable Alter

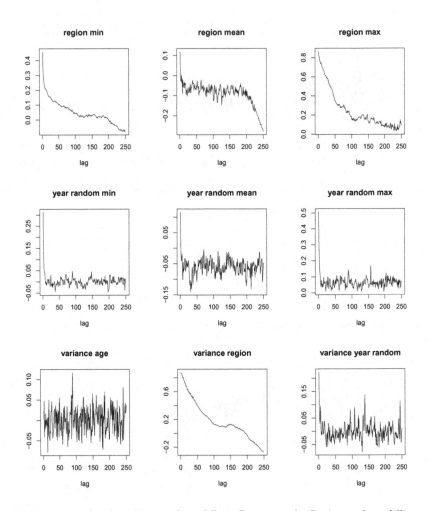

Abbildung 3.18: Autokorrelationen der zufälligen Parameter der Regionen, der zufälligen zeitlichen Effekte und einiger Varianzparameter

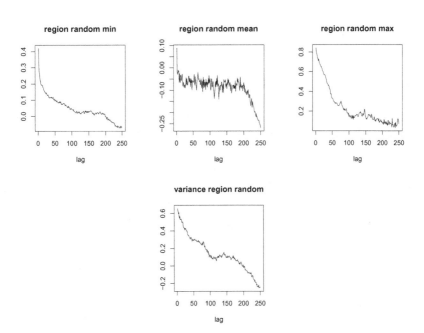

Abbildung 3.19: Autokorrelation des unstrukturierten räumlichen Effekts

3.3.4 Prognosen

In Abschnitt 2.3.4 wurden für das frequentistische Modell bereits Möglichkeiten zur Extrapolation des zeitlichen Trends besprochen. Die Extrapolation erfolgte durch eine Tangente, die durch den letzten Datenpunkt 2008 gelegt wird. Dieses Verfahren basierte auf den gewünschten Glattheitseigenschaften des Splines und resultierte nicht aus Annahmen über den zukünftigen Verlauf des zeitlichen Trends. Die resultierenden Funktionen waren für eine Extrapolation bis in das Jahr 2025 ungeeignet.

In diesem Abschnitt stellen wir ein Verfahren zur Bayesianischen Prognose vor. Der generelle Ansatz zur Bayes-Prognose erfolgt durch die Verwendung der prädiktiven Verteilung. Soll zu einer Stichprobe $X_1, ..., X_n$ aus einer Verteilung $f(x|\boldsymbol{\beta})$ die nächste Beobachtung Y vorhergesagt werden, so ist die Verteilung von $Y|x$ gegeben durch

$$f(y|x) = \int f(y|\boldsymbol{\beta}) \cdot f(\boldsymbol{\beta}|x) d\boldsymbol{\beta}.$$

Im speziellen Fall ist die Posteriori-Verteilung nicht analytisch gegeben. Durch die MCMC-Simulationen erhält man jedoch eine Stichprobe $\hat{\boldsymbol{\beta}}_1, ..., \hat{\boldsymbol{\beta}}_N$ aus der Posteriori-Verteilung. Zu jeder gegebenen Kovariablenausprägung mit dem Designvektor $\mathbf{x}_i$ mit Offset n_i können N Ausprägungen des Prädiktors $\hat{\eta}$ berechnet werden. In vektorieller Schreibweise erhält man

$$\hat{\boldsymbol{\eta}} = \left(\hat{\boldsymbol{\beta}}_1 \cdots \hat{\boldsymbol{\beta}}_N \right)' \mathbf{x}_i + \mathbf{1} \cdot n_i.$$

Aus den N Ausprägungen von Raten einer Poisson-Verteilung

$$\hat{\lambda}_1 = \exp(\hat{\eta}_1), ..., \hat{\lambda}_N = \exp(\hat{\eta}_N)$$

können wiederum Ausprägungen der Zielvariable $\hat{y}$ simuliert werden durch

$$\hat{y}_i = \mathcal{P}(\hat{\lambda}_i), \ i = 1, ..., N.$$

Aus der so erhaltenen Stichprobe können die gewünschten Charakteristika (Erwartungswert, Varianz,...) geschätzt werden.

Für das in Abschnitt 2.3.4 besprochene Problem, das für die Kovariable *Jahr* noch keine Beobachtungen aus der Zukunft vorliegen, kann mithilfe Bayesianischer Modellannahmen elegant gelöst werden. Dazu betrachten wir die zur Modellierung verwendeten B-Splines aus Abschnitt 3.1.1 noch einmal. Ausgehend von Glattheitsanforderungen an die gesuchte Splinefunktion, wurden die Parameter des B-Splines $(\beta_j)_{j=1,...,d}$ als Realisation eines stochastischen Prozesses, genauer eines Random Walks der Ordnung k interpretiert. Dies führt zu

$$\beta_j|\beta_{j-1}, ..., \beta_1 = \beta_j|\beta_{j-1}, ..., \beta_{j-k} \sim \mathcal{N}(\beta_j - \Delta^k \beta_j, \tau^2), \ j = k, ..., d,$$

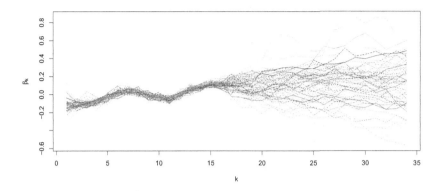

Abbildung 3.20: Random Walk Simulation der Parameter des B-Splines erster Ordnung zum Lungenkrebs-Datensatz

bzw. für einen Random Walk erster Ordnung zu der Annahme

$$\beta_j | \beta_{j-1}, ..., \beta_1 = \beta_j | \beta_{j-1} \sim \mathcal{N}(\beta_{j-1}, \tau^2).$$

Die B-Spline Basisfunktionen sind nur lokal definiert d.h. jede Basisfunktion ist nur auf einem von $l + 2$ Knoten gebildeten Bereich positiv, wobei l der Grad der Basis ist. Damit ist der resultierende Spline außerhalb der erweiterten Knotenmenge Ω_m^l null, siehe Seite 22. Als solches ist der B-Spline zur Extrapolation der Funktion somit nicht geeignet. Die Knotenmenge kann jedoch um beliebig viele Punkte erweitert werden zu der Knotenmenge

$$\Omega_+^l = \left\{ \kappa_{-l+1}, \kappa_{-l+2}, ..., \kappa_{m+l-1}, \kappa_{m+l}, \kappa_{m+l+1}, ..., \kappa_{m+l+s} \right\}.$$

Zu den zusätzlichen Knotenpunkten $\kappa_{m+l+1}, ..., \kappa_{m+l+s}$ können nun zusätzliche Parameter $\beta_{d+1}, ..., \beta_{d+s}$ angenommen werden. Zur Schätzung dieser Parameter liegen aber keine Daten vor, da in dem Intervall $(\kappa_{m+l}, \kappa_{m+l+s}]$ keine Daten beobachtet wurden. Aus der Priori-Verteilung der Parameter, lässt sich nun aber die Verteilung des zusätzlichen Parameters β_{d+1} bei gegebenem Varianzparameter τ^2 und bekanntem Parameter β_d explizit angeben durch

$$\beta_{d+1} | \beta_d \sim \mathcal{N} \left(\beta_d, \tau^2 \right),$$

für einen Random Walk erster Ordnung, da

$$\beta_{d+1} = \beta_d + u_{d+1}, \text{ mit } u_{d+1} \sim \mathcal{N} \left(0, \tau^2 \right).$$

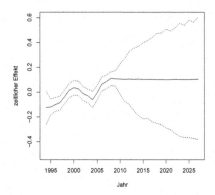

Abbildung 3.21: Aus den Simulationen ergebener extrapolierter Verlauf des zeitlichen Effekts. Mittelwert und 2,5%- bzw. 97,5%-Quantil zum Lungenkrebs-Datensatz

Für die Verteilung von β_{d+2} erhält man für eine Random Walk erster Ordnung

$$\beta_{d+2}|\beta_{d+1} = \beta_{d+2}|\beta_d \sim \mathcal{N}\left(\beta_d, 2\tau^2\right),$$

da

$$\mathbb{E}\left(\beta_{d+2}\right) = \mathbb{E}\left(\beta_{d+1} + u_{d+2}\right) = \mathbb{E}\left(\beta_{d+1}\right) = \beta_d$$

und

$$Var(\beta_{d+2}) = Var(\beta_{d+1} + u_{d+2}) = Var(\beta_{d+1}) + \tau^2 = 2\tau^2.$$

Induktiv erhält man für den k-ten zusätzlichen Parameter

$$\beta_{d+k}|\beta_d \sim \mathcal{N}\left(\beta_d, k\tau^2\right).$$

Die Parameter $\beta_1, ..., \beta_d$ sind nicht eindeutig bekannt, sondern durch eine Posteriori-Verteilung gegeben. Diese ist oft nicht analytisch gegeben. Stattdessen liegt eine Stichprobe $\hat{\beta}_j^{[1]}, ..., \hat{\beta}_j^{[N]}$, $j = 1, ..., d$ aus der Posteriori-Verteilung vor. Des Weiteren ist auch der Varianzparameter, bzw. dessen Verteilung nicht explizit bekannt.

Im Fall einer MCMC-Simulation liegt auch zu dem Vaianzparameter eine Stichprobe $\hat{\tau}^{[1]}, ..., \hat{\tau}^{[N]}$ vor. Zu jedem Paar $\left(\hat{\beta}_j^{[k]}, \tau^{[k]}\right)$ können nun die zusätzlichen Parameter simuliert werden. Damit erhält man zu jedem der N Paare $\left(\hat{\beta}_j^{[k]}, \tau^{[k]}\right)$ Zufallszahlen $\hat{\beta}_{d+1}^{[k]}, ..., \hat{\beta}_{d+s}^{[k]}$.

In Abbildung 3.20 sind die Realisationen einer solchen Simulation für den Lungenkrebs-Datensatz aufgeführt. Die Knotenmenge $\{1994, 1995, ..., 2008\}$ wurde um die zusätzlichen

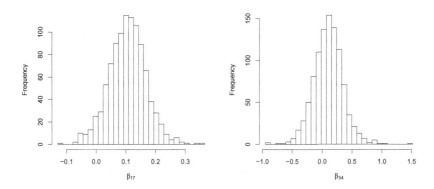

Abbildung 3.22: Verteilung der Parameter β_{17} und β_{34}, zu den Knotenpunkten 2008 und 2025, zum Lungenkrebs-Datensatz

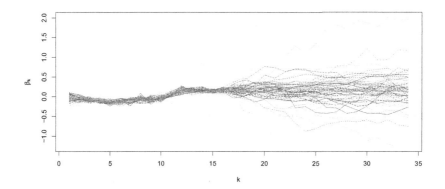

Abbildung 3.23: Random Walk Simulation der Parameter des B-Splines erster Ordnung zum Herzinfarkt-Datensatz

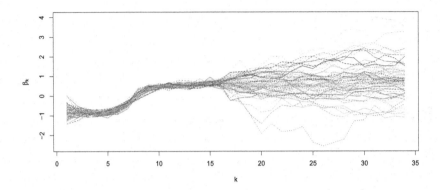

Abbildung 3.24: Random Walk Simulation der Parameter des B-Splines erster Ordnung zum Hirninfarkt-Datensatz

Knoten $\{2009, ..., 2025\}$ erweitert.

Aus den Realisationen der zusätzlichen Parameter $\hat{\beta}_{d+1}^{[k]}, ..., \hat{\beta}_{d+s}^{[k]}$ können nun Charakteristika wie Erwartungswerte oder Quantile bestimmt werden. In Abbildung 3.21 sind der Erwartungswert, das 2,5%-Quantil und das 97,5%-Quantil des zeitlichen Trends inkl. Extrapolation eingezeichnet.

Die empirischen Posteriori-Verteilungen der Parameter β_{17} und β_{24} sind in den Histogrammen in Abbildung 3.22 zu sehen. In Abbildung 3.23 sind einige der Simulationen der zusätzlichen Parameter für den Herzinfarkt-Datensatz aufgeführt. Für den Hirninfarkt-Datensatz sind die Simulation in Abbildung 3.24 abgebildet, wobei der sich daraus ergebende zeitliche Trend in Abbildung 3.25 eingezeichnet ist.

Bei dem Hirninfarkt-Datensatz entsteht hierbei eine zusätzliche Schwierigkeit. Durch die Umstellung der ICD-Fallzahlen entsteht durch den plötzlichen Anstieg der Fallzahlen im Jahr 2000 eine hohe Varianz, sowie ein starker Einfluss des zeitlichen Trends. Die Varianz spiegelt sich in den simulierten Pfaden des Random Walk und dem daraus resultierenden zeitlichen Trend. Während der erwartete zeitliche Einfluss bei dem Lungenkrebs-Datensatz zwischen -0.2 und 0.2 schwankt, bewegt sich der erwartete zeitliche Trend bei dem Hirninfarkt-Datensatz zwischen -1 und 1. Die Streuung um den Erwartungswert ist im Hirninfarkt-Datensatz (Abbildung 3.25) stärker ausgeprägt, als dies im Lungenkrebs-Datensatz (Abbildung 3.21) der Fall ist.

Eine Möglichkeit zur Erweiterung dieses Modells besteht in der Verwendung von Random Walks zweiter Ordnung. Hierzu wurde eine weitere volle Bayes-Inferenz durchgeführt und mithilfe der geschätzten Parameter wurden die zusätzlichen Parameter simuliert. Diese sind in 3.26 abgebildet. Das dabei aufgetretene Problem wird aus Abbildung 3.27 sofort

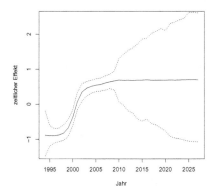

Abbildung 3.25: Aus den Simulationen ergebener extrapolierter Verlauf des zeitlichen Effekts. Mittelwert und 2,5%- bzw. 97,5%-Quantil zum Hirninfarkt-Datensatz

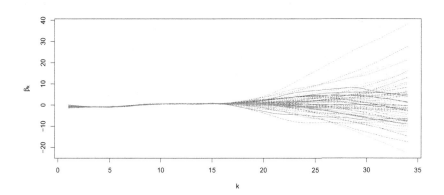

Abbildung 3.26: Simulation der Parameter unter Verwendung eines Random Walks zweiter Ordnung für den Hirninfarkt-Datensatz

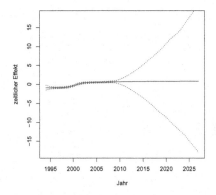

Abbildung 3.27: Extrapolierter zeitlicher Trend unter Verwendung eines Random Walks
der Ordnung zwei

ersichtlich. Die Varianzen erhöhen sich deutlich. Die aus diesen Simulationen prognostizierten Fallzahlen, waren aufgrund der hohen Varianz und des starken Einflusses des
zeitlichen Trends nicht mehr aussagekräftig. Das Verhalten des zeitlichen Trends unter
Verwendung eines Random Walks zweiter Ordnung bedarf noch Untersuchung für die
beiden weiteren Datensätze.

Beruhend auf den Simulationen können nun zukünftige Fallzahlen prognostiziert werden.
Die Tabellen auf den Seiten 93, 94 und 111 zeigen die mit den obigen Simulationen pro-
gnostizierten Fallzahlen zusammen mit den 2,5%-Quantil, den 97,5%-Quantilen und den
Fallzahlen aus dem Jahr 2008. Sowohl für den Lungenkrebs-Datensatz, als auch für den
Herzinfarkt-Datensatz werden Zunahmen der Fallzahlen prognostiziert. Die Prognosen
der Hirninfarkt-Fallzahlen zeigen einen besonders starken Anstieg der Fallzahlen. Diese
Prognose ist jedoch aufgrund der oben beschriebenen Problematik nicht plausibel. Der
zeitliche Trend wird hier zu stark berücksichtigt.

Nummer	Landkreis	Erwartungswert	2,5%-Quantil	97,5%-Quantil	Fallzahl 2008
1	Düsseldorf	2023.62	1426.70	2689.76	2049.00
2	Duisburg	1814.39	1144.33	2519.34	1922.00
3	Essen	2266.27	1649.91	2889.50	2508.00
4	Krefeld	700.07	531.73	895.65	531.00
5	Mönchengladbach	829.68	704.58	961.73	659.00
6	Mülheim	565.61	419.27	739.66	627.00
7	Oberhausen	985.41	768.59	1268.15	1030.00
8	Remscheid	346.02	188.67	520.48	530.00
9	Solingen	491.91	328.59	669.37	661.00
10	Wuppertal	968.24	704.55	1343.15	1084.00
11	Kleve	1069.53	770.10	1431.32	777.00
12	Mettmann	1533.49	1191.11	1906.55	1360.00
13	Neuss	1421.79	1089.74	1849.88	959.00
14	Viersen	1131.71	866.72	1458.38	577.00
15	Wesel	2262.60	1751.00	2919.58	1612.00
16	Aachen S.	903.37	664.47	1193.10	508.00
17	Bonn	1234.93	806.12	1820.73	601.00
18	Köln	2992.32	2371.13	3730.54	1715.00
19	Leverkusen	524.72	401.85	668.90	409.00
20	Aachen L.	892.18	690.88	1163.34	632.00
21	Düren	950.62	726.52	1228.78	718.00
22	Erftkreis	1661.73	1191.90	2197.66	810.00
23	Euskirchen	761.15	465.90	1257.95	285.00
24	Heinsberg	1005.32	735.33	1326.87	549.00
25	Oberbergischer Kreis	912.93	692.67	1176.39	582.00
26	Rheinisch-Bergischer Kreis	1022.43	722.13	1399.26	473.00
27	Rhein-Sieg-Kreis	1987.25	1361.92	2706.20	900.00
28	Bottrop	466.06	359.26	600.55	331.00
29	Gelsenkirchen	1026.58	788.13	1297.35	1052.00
30	Münster	912.81	670.13	1202.06	578.00
31	Borken	1214.36	895.48	1699.48	546.00
32	Coesfeld	763.81	584.93	987.79	418.00
33	Recklinghausen	2491.66	1840.08	3155.46	2391.00
34	Steinfurt	1246.01	939.84	1617.16	803.00
35	Warendorf	1011.54	768.34	1241.61	804.00
36	Bielefeld	1100.22	757.52	1532.05	940.00
37	Gütersloh	1048.58	732.59	1438.12	661.00
38	Herford	803.61	600.11	1089.00	601.00
39	Höxter	515.00	383.67	677.89	370.00
40	Lippe	1144.69	840.24	1538.00	675.00
41	Minden-Lübbecke	1128.30	703.31	1599.73	524.00
42	Paderborn	894.06	679.53	1185.59	546.00
43	Bochum	1186.30	875.67	1526.22	935.00
44	Dortmund	1747.31	1360.69	2245.78	1821.00
45	Hagen	573.51	439.76	745.50	662.00
46	Hamm	803.72	573.23	1087.55	850.00
47	Herne	531.81	413.00	682.36	702.00
48	Ennepe-Ruhr-Kreis	995.18	741.31	1304.14	875.00
49	Hochsauerlandkreis	729.02	532.53	967.37	724.00
50	Märkischer Kreis	1210.43	821.96	1578.36	1513.00
51	Olpe	401.97	295.32	521.46	259.00
52	Siegen-Wittgenstein	802.81	581.67	1130.78	779.00
53	Soest	733.19	548.80	934.71	583.00
54	Unna	1309.93	912.34	1796.37	1333.00

Tabelle 3.4: Erwartete Fallzahlen, 2,5%-Quantile, 97,5%-Quantile sowie die Fallzahlen aus dem Jahr 2008 zum Lungenkrebs-Datensatz

Nummer	Landkreis	Erwartungswert	2,5%-Quantil	97,5%-Quantil	Fallzahl 2008
1	Düsseldorf	2501.35	1155.30	5256.31	1564.00
2	Duisburg	2163.71	1051.86	4556.92	1492.00
3	Essen	2234.22	1098.79	4744.65	1532.00
4	Krefeld	892.20	426.12	1927.89	562.00
5	Mönchengladbach	1049.34	513.72	2246.51	710.00
6	Mülheim	745.13	360.09	1583.80	599.00
7	Oberhausen	1023.85	501.40	2226.86	779.00
8	Remscheid	373.99	177.21	787.51	248.00
9	Solingen	835.91	402.48	1860.25	538.00
10	Wuppertal	1077.79	502.65	2218.71	724.00
11	Kleve	1517.60	721.37	3169.59	992.00
12	Mettmann	2182.76	1072.63	4713.87	1329.00
13	Neuss	1791.28	853.63	3865.89	1146.00
14	Viersen	1393.17	675.63	3003.42	739.00
15	Wesel	2067.80	989.25	4417.87	1177.00
16	Aachen S.	975.65	453.54	2145.34	810.00
17	Bonn	1291.61	626.37	2795.57	805.00
18	Köln	3896.19	1864.37	8138.71	2266.00
19	Leverkusen	681.74	325.42	1486.25	504.00
20	Aachen L.	1541.92	723.52	3241.63	1122.00
21	Düren	1262.48	613.08	2605.76	910.00
22	Erftkreis	2074.33	986.86	4462.54	1353.00
23	Euskirchen	725.91	350.43	1557.71	402.00
24	Heinsberg	1352.03	651.30	2888.45	866.00
25	Oberbergischer Kreis	1310.18	626.76	2759.78	699.00
26	Rheinisch-Bergischer Kreis	1254.89	592.81	2738.18	726.00
27	Rhein-Sieg-Kreis	2624.52	1283.69	5676.01	1438.00
28	Bottrop	462.21	221.44	972.71	367.00
29	Gelsenkirchen	1106.65	537.82	2286.72	905.00
30	Münster	1024.98	488.74	2236.97	560.00
31	Borken	1564.32	748.42	3322.90	986.00
32	Coesfeld	1004.13	485.65	2104.78	513.00
33	Recklinghausen	2805.27	1351.44	5933.82	2077.00
34	Steinfurt	1941.86	946.17	4187.16	1163.00
35	Warendorf	1271.04	612.16	2676.36	687.00
36	Bielefeld	1076.02	494.52	2321.94	541.00
37	Gütersloh	1224.25	601.30	2662.26	692.00
38	Herford	998.51	490.93	2184.13	630.00
39	Höxter	694.68	342.34	1501.30	457.00
40	Lippe	1358.52	655.79	2980.49	815.00
41	Minden-Lübbecke	1283.39	610.80	2825.73	735.00
42	Paderborn	1052.56	515.24	2210.40	547.00
43	Bochum	1437.78	690.32	3065.46	963.00
44	Dortmund	2047.49	990.45	4225.54	1473.00
45	Hagen	651.87	313.12	1401.36	544.00
46	Hamm	857.97	408.56	1796.24	572.00
47	Herne	675.95	329.17	1432.84	535.00
48	Ennepe-Ruhr-Kreis	1314.49	633.72	2870.46	977.00
49	Hochsauerlandkreis	1092.44	506.93	2349.33	861.00
50	Märkischer Kreis	1619.24	771.97	3422.10	1227.00
51	Olpe	418.51	200.22	890.42	359.00
52	Siegen-Wittgenstein	1005.20	474.49	2172.35	855.00
53	Soest	1198.63	580.91	2549.79	775.00
54	Unna	1693.47	808.79	3680.02	1224.00

Tabelle 3.5: Erwartete Fallzahlen, 2,5%-Quantile, 97,5%-Quantile sowie die Fallzahlen aus dem Jahr 2008 zum Herzinfarkt-Datensatz

Nummer	Landkreis	Erwartungswert	2,5%-Quantil	97,5%-Quantil	Fallzahl 2008
1	Düsseldorf	2587.28	433.96	8424.36	1251.00
2	Duisburg	3077.06	542.13	9861.88	1360.00
3	Essen	3465.30	609.45	11715.13	1585.00
4	Krefeld	1423.26	244.55	4407.56	562.00
5	Mönchengladbach	2478.52	458.81	7877.67	962.00
6	Mülheim	890.94	160.27	2957.29	329.00
7	Oberhausen	1611.41	296.35	5275.16	643.00
8	Remscheid	744.57	125.97	2419.52	319.00
9	Solingen	1206.91	219.10	3935.00	476.00
10	Wuppertal	2474.84	454.23	7914.95	962.00
11	Kleve	2843.52	501.23	8991.93	963.00
12	Mettmann	2787.22	516.07	8426.64	1099.00
13	Neuss	2634.90	470.81	8224.74	1000.00
14	Viersen	1933.77	357.48	6111.94	810.00
15	Wesel	3205.52	590.95	10362.39	1347.00
16	Aachen S.	1420.43	267.32	4445.97	359.00
17	Bonn	1853.07	330.04	6135.87	718.00
18	Köln	5154.91	942.25	16474.60	2333.00
19	Leverkusen	1410.77	267.26	4624.75	507.00
20	Aachen L.	2009.17	387.27	6098.46	747.00
21	Düren	2470.34	452.31	7655.13	738.00
22	Erftkreis	3245.50	582.72	9999.72	999.00
23	Euskirchen	1135.03	207.57	3435.26	520.00
24	Heinsberg	1833.50	327.30	5616.77	621.00
25	Oberbergischer Kreis	2920.21	514.86	9396.97	869.00
26	Rheinisch-Bergischer Kreis	1813.75	326.61	5758.84	742.00
27	Rhein-Sieg-Kreis	3399.54	619.85	10565.90	1317.00
28	Bottrop	776.78	139.22	2506.09	402.00
29	Gelsenkirchen	1817.47	341.01	5980.86	860.00
30	Münster	1350.22	237.08	4159.17	549.00
31	Borken	2392.34	440.79	7551.04	786.00
32	Coesfeld	1495.98	281.44	4708.06	443.00
33	Recklinghausen	4712.90	863.65	15014.92	1943.00
34	Steinfurt	3350.38	585.20	10558.39	1301.00
35	Warendorf	1756.84	322.18	5714.47	610.00
36	Bielefeld	1818.43	323.41	5863.62	851.00
37	Gütersloh	2154.43	386.97	6948.60	746.00
38	Herford	1742.13	301.98	5584.22	749.00
39	Höxter	822.06	144.55	2583.51	415.00
40	Lippe	2111.79	373.28	6430.64	971.00
41	Minden-Lübbecke	2318.29	423.29	7115.64	860.00
42	Paderborn	1596.38	295.59	4928.80	562.00
43	Bochum	2317.53	415.46	7489.45	1250.00
44	Dortmund	3193.03	567.59	10327.69	1618.00
45	Hagen	1066.16	190.34	3264.32	524.00
46	Hamm	985.32	181.05	3172.24	442.00
47	Herne	1341.46	235.91	4461.29	608.00
48	Ennepe-Ruhr-Kreis	2071.97	359.34	7038.75	931.00
49	Hochsauerlandkreis	2114.44	378.17	7067.53	1014.00
50	Märkischer Kreis	2929.39	515.66	9276.32	1097.00
51	Olpe	727.61	134.12	2248.73	256.00
52	Siegen-Wittgenstein	1766.34	318.73	5765.42	782.00
53	Soest	1667.86	299.89	5095.08	742.00
54	Unna	3422.16	595.52	11066.21	1128.00

Tabelle 3.6: Erwartete Fallzahlen, 2,5%-Quantile, 97,5%-Quantile sowie die Fallzahlen aus dem Jahr 2008 zum Hirninfarkt-Datensatz

4 Strukturiert-additive Regression basierend auf gemischten Modellen

In Kapitel 2 basierte die Wahl der Glättungsparameter auf Optimalitätskriterien, etwa des generalisierten Kreuzvalidierungskriteriums. In Kapitel 3 basierte die Wahl der Glättungsparameter auf Markov-Chain Monte-Carlo Methoden. Dazu wurden die Varianzparameter der Penalisierungsterme mit einer eigenen Priori-Verteilung versehen und simultan mit den Regressionsparametern geschätzt.

In diesem Kapitel wollen wir eine weitere Möglichkeit zur Bestimmung der Glättungsparameter vorstellen. Dieser Ansatz beruht auf der Darstellung der semiparametrischen Modelle als generalisierte gemischte Modelle (GLMM, generalized linear mixed models). In gemischten Modellen werden neben den festen Effekten bzw. Koeffizienten auch zufällige Effekte bzw. Koeffizienten berücksichtigt. Man spricht in diesem Zusammenhang auch von Modellen mit zufälligen Effekten (Random Effects Models). Gemischte Modelle ermöglichen insbesondere individuen- oder clusterspezifische Effekte zu modellieren. Im Fall wiederholter Beobachtungen an einem Individuum (Longitudinaldaten) bzw. im Fall von Beobachtungen, die zu einem bestimmten Cluster gehören, treten verstärkt korrelierte Daten auf. Gemischte Modelle erlauben die Berücksichtigung der speziellen Korrelationstruktur.

Durch die Repräsentation von semiparametrischen Modellen durch gemischte Modelle können die Schätzverfahren für die Varianzstruktur zur Schätzung der Glättungsparameter verwendet werden. Zunächst leiten wir die Repräsentation als gemischtes Modell speziell für Modelle mit nichtlinearen Effekten beruhend auf der Basis der trunkierten Potenzen her. Die Repräsentation als gemischtes Modell wird auf allgemeinere Formen von nichtlinearen Effekten mit Penalisierung erweitert. Die Schätzung basiert auf einem (approximativen) penalisierten Likelihood Ansatz bzw. einem empirischen Bayes Ansatz. Insbesondere die Schätzung der Varianz- bzw. Glättungsparameter erfolgt durch eine marginale restringierte Maximum-Likelihood (REML-)Schätzung.

Eine Ausführliche Darstellung zu Inferenz in generalisierten linearen gemischten Modellen ist zu finden in Fahrmeir, Kneib & Lang (2009). Eine Darstellung von generalisierten additiven Modellen in der Form eines generalisierten linearen gemischten Modells ist zu finden in Wood (2006) und Kneib (2005). Ein weiterer Algorithmus zur Bestimmung der Kovarianzstruktur wird beschrieben in Wood (2011).

4.1 Das Modell

4.1.1 Basis der trunkierten Potenzen

In Kapitel 2.1.2 Seite 20 wurden bereits Polynom-Splines als Linearkombinationen von Basisfunktionen aus der Basis der trunkierten Potenzen dargestellt. Die Basisfunktionen zu gegebener Knotenmenge Ω_m und gegebenem Grad l sind definiert durch

$$B_1(x) = 1, B_2(x) = x, ..., B_{l+1}(x) = x^l,$$

$$B_{l+2}(x) = (x - \kappa_2)_+^l, ..., B_{m+l-1}(x) = (x - \kappa_{m-1})_+^l$$

mit

$$(x - \kappa_j)_+^l = \begin{cases} (x - \kappa_j)^l & x \geq \kappa_j, \\ 0 & \text{sonst.} \end{cases}$$

Ein Polynom-Spline, basierend auf der sogenannten *Basis der trunkierten Potenzen*, besteht also aus einem globalen Polynom vom Grad l, dessen höchster Koeffizient sich an jedem inneren Knoten verändert. Der Einfluss einer Kovariablen auf den Prädiktor lässt sich somit durch einen TP-Spline beschreiben:

$$\eta = f(x) = \sum_{j=1}^{m+l-1} \beta_j B_j(x).$$

Für n Kovariablenausprägungen ergibt sich mit der Matrix

$$\mathbf{B} = \begin{pmatrix} B_1(x_1) & \cdots & B_{m+l-1}(x_1) \\ \vdots & \ddots & \vdots \\ B_1(x_n) & \cdots & B_{m+l-1}(x_n) \end{pmatrix} = \begin{pmatrix} 1 & x_1 & \cdots & (x_1 - \kappa_{m-1})_+^l \\ \vdots & \vdots & \ddots & \vdots \\ 1 & x_n & \cdots & (x_n - \kappa_{m-1})_+^l \end{pmatrix}$$

wieder ein generalisiertes lineares Modell

$$\eta = \mathbf{B}\beta. \tag{4.1.1}$$

Die in Abschnitt 2.1.3 besprochenen Verfahren zur Penalisierung lassen sich auch auf TP-Splines anwenden. Die Basis der trunkierten Potenzen lässt sich in zwei Teile aufteilen. Durch die Koeffizienten $\boldsymbol{\beta}_1 = \beta_1, ..., \beta_{l+1}$ wird ein globales Polynom definiert. Die weiteren Koeffizienten $\boldsymbol{\beta}_2 = \beta_{l+2}, ..., \beta_{m+l+1}$, die zu den abgeschnittenen Potenzen gehören, beschreiben die Änderungen des Funktionenverlaufs. Eine geeignete Regularisierung der

Schätzung lässt sich also durch eine Penalisierung der Koeffizienten der abgeschnittenen Potenzen erreichen. Durch den Strafterm

$$J(\boldsymbol{\beta}) = \nu \sum_{j=l+2}^{l+m-1} \beta_j^2 = \nu \boldsymbol{\beta}_2' \mathbf{K} \boldsymbol{\beta}_2$$

erfolgt eine solche Penalisierung mit dem Glättungsparameter ν.
Definiert man die Teildesignmatrizen

$$\mathbf{X} = \begin{pmatrix} B_1(x_1) & \cdots & B_{l+1}(x_1) \\ \vdots & \ddots & \vdots \\ B_1(x_n) & \cdots & B_{l+1}(x_n) \end{pmatrix} = \begin{pmatrix} 1 & x_1 & \cdots & x_1^l \\ \vdots & \vdots & \ddots & \vdots \\ 1 & x_n & \cdots & x_n^l \end{pmatrix}$$

und

$$\mathbf{Z} = \begin{pmatrix} B_{l+1}(x_1) & \cdots & B_{m+l-1}(x_1) \\ \vdots & \ddots & \vdots \\ B_{l+1}(x_n) & \cdots & B_{m+l-1}(x_n) \end{pmatrix} = \begin{pmatrix} (x_1 - \kappa_2)_+^l & \cdots & (x_1 - \kappa_{m-1})_+^l \\ \vdots & \ddots & \vdots \\ (x_n - \kappa_2)_+^l & \cdots & (x_n - \kappa_{m-1})_+^l \end{pmatrix},$$

so gilt $\mathbf{B} = [\mathbf{X}\mathbf{Z}]$. Das Modell 4.1.1 lässt sich somit umschreiben zu

$$\boldsymbol{\eta} = \mathbf{X}\boldsymbol{\beta}_1 + \mathbf{Z}\boldsymbol{\beta}_2.$$

Mit der zusätzlichen Annahme

$$\boldsymbol{\beta}_2 \sim \mathcal{N}\left(0, \frac{1}{\tau^2}\mathbf{I}\right)$$

erhält man ein generalisiertes gemischtes Modell. Die Varianz der zufälligen Effekte steuert also den Glättungsparameter, da $\nu = \frac{1}{\tau^2}$.
Der optimale Glättungsparameter kann nun durch Maximum-Likelihood- und restringierte Maximum-Likelihood-Schätzungen von τ^2 mit $\hat{\nu} = \frac{1}{\tau^2}$ bestimmt werden. Die Schätzung erfolgt damit analog zur Schätzung der Varianzparameter in generalisierten gemischten Modellen.

4.1.2 Allgemeine Penalisierungsansätze

Die in Kapitel 2 und Kapitel 3 beschriebenen Modelle lassen sich ebenfalls als gemischte Modelle auffassen. Dazu hatten wir in Kapitel 3 bereits festgestellt, dass sich die Priori-Verteilungen von Regressionskoeffizienten nichtlinear modellierter Effekte $\boldsymbol{\beta}_j$ in der einheitlichen Form

$$p(\boldsymbol{\beta}_j | \tau_j^2) \propto \frac{1}{\left(2\pi\tau_j^2\right)^{rg(K)}} \exp\left(-\frac{1}{\tau_j^2} \boldsymbol{\beta}_j' \mathbf{K}_j \boldsymbol{\beta}_j\right) \qquad (4.1.2)$$

als multivariate Normalverteilung schreiben lassen. Die dabei auftretenden Strafmatrizen K_j haben i. A. nicht vollen Rang. Daher handelt es sich bei 4.1.2 um eine uneigentliche Verteilung.

Dem Vorgehen bei TP-Splines folgend soll der Parametervektor $\boldsymbol{\beta}_j$ wieder in einen penalisierten und einen unpenalisierten Teil zerlegt werden. Dazu definiere zunächst

$$r_j = \dim(\boldsymbol{\beta}_j)$$

und

$$k_j = rg(\mathbf{K}_j).$$

Gesucht ist dann eine Zerlegung der Form

$$\boldsymbol{\beta}_j = \hat{\mathbf{X}}_j \boldsymbol{\gamma}_j + \hat{\mathbf{Z}}_j \mathbf{b}_j. \qquad (4.1.3)$$

Die Zerlegung 4.1.3 muss dabei folgende Anforderungen erfüllen:

1. Damit die Zerlegung 4.1.3 eindeutig ist, muss gelten

$$rg(\hat{\mathbf{X}}) = r_j - k_j$$

   und

$$rg(\hat{\mathbf{Z}}_j) = k_j.$$

   Damit hat auch die Matrix $(\hat{\mathbf{X}}_j \; \hat{\mathbf{Z}}_j)$ vollen Rang.

2. $\hat{\mathbf{X}}_j$ und $\hat{\mathbf{Z}}_j$ müssen orthogonal sein, also $\hat{\mathbf{X}}_j' \hat{\mathbf{Z}}_j = 0$.

3. Der Parametervektor $\boldsymbol{\gamma}_j$ soll nicht durch $\mathbf{K}_j$ penalisiert werden. Dies führt zu der Anforderung: $\hat{\mathbf{X}}_j' \mathbf{K}_j = 0$.

4. Um ein gemischtes Modell aufzustellen, muss $\mathbf{b}_j$ aus unabhängigen und identisch verteilten Effekten bestehen. Die Anforderung $\hat{\mathbf{Z}}_j' \mathbf{K}_j \hat{\mathbf{Z}}_j = \mathbf{I}_{k_j}$ berücksichtigt dies.

Tatsächlich lassen sich Matrizen $\hat{\mathbf{X}}_j$ und $\hat{\mathbf{Z}}_j$ finden, die die obigen Bedingungen erfüllen. Sei dazu

$$\text{Lös}\,(\mathbf{K}_j, 0) = \{\mathbf{x} \in \mathbb{R}^{r_j} : \mathbf{K}_j \mathbf{x} = 0\}$$

der Nullraum von $\mathbf{K}_j$. Da die $(r_j \times r_j)$-Matrix $\mathbf{K}_j$ Rang k_j hat, folgt

$$\dim\,(\text{Lös}\,(\mathbf{K}_j, 0)) = r_j - k_j.$$

Damit lässt sich die $r_j \times (r_j - k_j)$ Matrix $\hat{\mathbf{X}}_j$ aus den Basisvektoren einer beliebigen Basis $(\hat{\mathbf{x}}_1, ..., \hat{\mathbf{x}}_{(r_j - k_j)})$ von Lös $(\mathbf{K}_j, 0)$ erstellen. Insbesondere gilt somit

$$\mathbf{K}_j \hat{\mathbf{x}}_i = 0 \; \forall \; i = 1, ..., r_j - k_j,$$

womit Bedingung 3. erfüllt ist.

Sei $\mathbf{K}_j = \mathbf{R}_j\mathbf{R}'_j$ eine Faktorisierung der Strafmatrix, wobei die $(r_j \times k_j)$ Matrix L_j den Rang k_j hat. Dann folgt aus der Wahl $\hat{\mathbf{Z}}_j = \mathbf{R}_j\left(\mathbf{R}'_j\mathbf{R}_j\right)^{-1}$, dass $\hat{\mathbf{Z}}_j$ den Spaltenrang k_j hat. Des Weiteren folgt

$$
\begin{aligned}
\hat{\mathbf{Z}}'_j\mathbf{K}_j\hat{\mathbf{Z}}_j &= \left(\mathbf{R}_j\left(\mathbf{R}'_j\mathbf{R}_j\right)^{-1}\right)'\mathbf{K}_j\mathbf{R}_j\left(\mathbf{R}'_j\mathbf{R}_j\right)^{-1} \\
&= \mathbf{R}_j\left(\mathbf{R}'_j\mathbf{R}_j\right)^{-1}\mathbf{R}_j\mathbf{R}'_j\mathbf{R}_j\left(\mathbf{R}'_j\mathbf{R}_j\right)^{-1} \\
&= \left(\mathbf{R}'_j\mathbf{R}_j\right)^{-1}\mathbf{R}'_j\mathbf{R}_j\mathbf{R}'_j\mathbf{R}_j\left(\mathbf{R}'_j\mathbf{R}_j\right)^{-1} = \mathbf{I}_{k_j}.
\end{aligned}
$$

Damit ist auch die Bedingung 4. erfüllt. Durch die zusätzliche Wahl $\hat{\mathbf{X}}_j\mathbf{R}'_j = \mathbf{R}'_j\hat{\mathbf{X}}_j = 0$ folgt auch Bedingung 2..

Für die Faktorisierung der Strafmatrix bestehen mehrere Verfahren. Ein Verfahren basiert auf der Eigenwertzerlegung $\hat{\mathbf{Z}}_j = \mathbf{PDP}'$. Die Matrix $\mathbf{D}$ ist dabei eine $(k_j \times k_j)$ Diagonalmatrix mit den Eigenwerten $\lambda_1, ..., \lambda_{k_j}$. Die Eigenwerte sind dabei absteigend der Größe nach sortiert, so dass $|\lambda_{i-1}| \geq |\lambda_i|$. Die Matrix $\mathbf{P}$ enthält die dazugehörigen Eigenvektoren.

Eine gewünschte Faktorisierung erhält man durch $\mathbf{R}_j = \mathbf{PD}^{\frac{1}{2}}$. Die Faktorisierung der Strafmatrix ist nicht eindeutig. Bei der Verwendung von P-Splines können auch die Differenzenmatrizen[1] verwendet werden. Auch existieren zur Berechnung einer Faktorisierung effiziente numerische Verfahren, für den Fall positiv semidefiniter Matrizen z.B. die Choleksy-Zerlegung.

Aus den Bedingungen 3. und 4. ergibt sich für den Strafterm

$$
\begin{aligned}
\boldsymbol{\beta}'_j\mathbf{K}\boldsymbol{\beta}_j &= \left(\hat{\mathbf{X}}_j\boldsymbol{\gamma}_j + \hat{\mathbf{Z}}_j\mathbf{b}_j\right)'\mathbf{K}_j\left(\hat{\mathbf{X}}_j\boldsymbol{\gamma}_j + \hat{\mathbf{Z}}_j\mathbf{b}_j\right) \\
&= \boldsymbol{\gamma}'_j\hat{\mathbf{X}}'_j\mathbf{K}_j\hat{\mathbf{X}}_j\boldsymbol{\gamma}_j + 2\boldsymbol{\gamma}'_j\hat{\mathbf{X}}'_j\mathbf{K}_j\hat{\mathbf{Z}}_j\mathbf{b}_j + \mathbf{b}'_j\hat{\mathbf{Z}}'_j\mathbf{K}_j\hat{\mathbf{Z}}_j\mathbf{b}_j \\
&= \mathbf{b}'_j\mathbf{b}_j.
\end{aligned}
$$

Daher folgt aus der Verteilungsannahme 4.1.2

$$
\mathbf{b}_j \sim \mathcal{N}\left(0, \tau_j^2\mathbf{I}_{k_j}\right)
$$

und

$$
p(\boldsymbol{\gamma}_j) \propto const.
$$

Für das allgemeine Modell

$$
\boldsymbol{\eta} = \mathbf{X}_1\boldsymbol{\beta}_1 + ... + \mathbf{X}_q\boldsymbol{\beta}_q + \mathbf{V}\boldsymbol{\xi},
$$

---

[1]Siehe hierzu Seite 57.

wobei β_j, $j = 1, \ldots, q$ die Parameter der nichtlinear modellierten Kovariablen und $\boldsymbol{\xi}$ der Vektor der festen Effekte ist, erhält man den Prädiktor

$$
\begin{aligned}
\boldsymbol{\eta} &= \sum_{i=1}^{q} \mathbf{X}_i \boldsymbol{\beta}_i + \mathbf{V}\boldsymbol{\xi} \\
&= \sum_{i=1}^{q} \left(\hat{\mathbf{X}}_j \boldsymbol{\gamma}_j + \hat{\mathbf{Z}}_j \mathbf{b}_j \right) + \mathbf{V}\boldsymbol{\xi} \\
&= \mathbf{X}\boldsymbol{\beta} + \mathbf{Z}\mathbf{b},
\end{aligned}
$$

mit den entsprechend gewählten Matrizen $\mathbf{X}$ und $\mathbf{Z}$, sowie den dazugehörigen Parametervektoren $\boldsymbol{\beta}$ und $\mathbf{b}$.

Dies entspricht einem generalisierten linearen gemischten Modell mit festen Effekten $\boldsymbol{\beta}$ und zufälligen Effekten $\mathbf{b} \sim \mathcal{N}(0, \mathbf{G})$. Dabei hat die Kovarianzmatrix die Form

$$
\mathbf{G} = \begin{pmatrix} \tau_1^2 \mathbf{I}_{k_1} & & \\ & \ddots & \\ & & \tau_q^2 \mathbf{I}_{k_q} \end{pmatrix}.
$$

Damit ergibt sich mit festen Varianzparametern $\boldsymbol{\tau}^2$ für die Posteriori-Verteilung

$$
p(\boldsymbol{\beta}, \mathbf{b}|\mathbf{y}, \boldsymbol{\tau}^2) \propto L(\mathbf{y}, \boldsymbol{\beta}) \exp\left(-\frac{1}{2} \mathbf{b}' \mathbf{G}^{-1} \mathbf{b} \right)
$$

und für die logarithmierte Posteriori

$$
l_p(\boldsymbol{\beta}, \mathbf{b}|\mathbf{y}, \boldsymbol{\tau}^2) = l(\mathbf{y}, \boldsymbol{\beta}) - \sum_{j=1}^{q} \frac{1}{2\tau_j^2} \mathbf{b}'_j \mathbf{b}_j. \tag{4.1.4}
$$

Bereits in Kapitel 2 haben wir das Identifizierbarkeitsproblem 2.2, welches in strukturiert-additiver Regression auftritt, behandelt. In der Repräsentation als gemischtes Modell tritt dieses Problem ebenfalls auf. Jedes der q nichtlinear modellierten Effekte besitzt ein eigenes Niveau.

Dieses entspricht einer eigenen Konstante. Damit entstehen in der gemeinsamen Designmatrix der festen Effekte $\mathbf{X}$ $q - 1$ redundante Spalten. Das Identifikationsproblem kann durch Entfernen der Spalten behoben werden, so dass $\mathbf{X}$ wieder vollen Rang besitzt.

Die Repräsentation als gemischtes Modell lässt sich inhaltlich nur sinnvoll im Bayesianischen nicht aber im frequentistischen Sinn interpretieren, da im gemischten Modell die Parameter $\mathbf{b}$ als zufällig angenommen werden und nicht als feste, aber unbekannte Größe. Bayesianisch ist dies kein Problem, da die Parameter sowieso als zufällig angenommen werden. Da die Varianz- bzw. Glättungsparameter frequentistisch, also likelihoodbasiert geschätzt werden, spricht man bei den Schätzern der Regressionskoeffizienten von einem empirischen Bayes-Schätzer.

4.2 Empirische Bayes-Inferenz

In Kapitel 3 haben wir die Hyper- bzw. Varianzparameter als zufällig angenommen und haben diese mit einer eigenen Priori-Verteilung versehen. In empirischen Bayes-Verfahren gehen wir von festen, aber unbekannten Varianzparametern aus.

4.2.1 Schätzung der Regressionskoeffizienten

Die Schätzung der Regressionskoeffizienten $\boldsymbol{\beta}$ und $\mathbf{b}$ erfolgt durch Maximierung der logarithmierten Posteriori-Verteilung 4.1.4. Die Form der logarithmierten Posteriori entspricht einer penalisierten Log-Likelihood. Daher kann auch die penalisierte iterativ gewichtete Kleinste-Quadrate-Schätzung verwendet werden. Für das log-lineare Poisson-Modell ergibt sich für die Log-Likelihood[2]

$$l(\boldsymbol{\beta}, \mathbf{b}) = \sum_{i=1}^{n} (y_i \log(\lambda_i) - \lambda_i),$$

mit $\lambda_i = \mathbf{x}'_i\boldsymbol{\beta} + \mathbf{z}'_i\mathbf{b}$ bzw. für die logarithmierte Posteriori-Verteilung

$$l_p(\boldsymbol{\beta}, \mathbf{b}|\mathbf{y}, \boldsymbol{\tau}^2) = l(\boldsymbol{\beta}, \mathbf{b}) - \sum_{j=1}^{q} \frac{1}{2\tau_j^2}\mathbf{b}'_j\mathbf{b}_j = \sum_{i=1}^{n} (y_i \log(\lambda_i) - \lambda_i) - \sum_{j=1}^{q} \frac{1}{2\tau_j^2}\mathbf{b}'_j\mathbf{b}_j.$$

Den Posteriori-Modus-Schätzer erhält man durch Maximierung von $l_p(\boldsymbol{\beta}, \mathbf{b}|\mathbf{y}, \boldsymbol{\tau}^2)$ bzgl. $\boldsymbol{\beta}$ und $\mathbf{b}$. Dazu ergeben sich zunächst speziell für das log-lineare Poisson-Modell die Score-Funktionen

$$s_{\boldsymbol{\beta}}(\boldsymbol{\beta}, \mathbf{b}) = \frac{\partial l_p(\boldsymbol{\beta}, \mathbf{b}|\mathbf{y}, \boldsymbol{\tau}^2)}{\partial \boldsymbol{\beta}} = \mathbf{X}'(\mathbf{y} - \boldsymbol{\lambda})$$

und

$$s_{\mathbf{b}}(\boldsymbol{\beta}, \mathbf{b}) = \frac{\partial l_p(\boldsymbol{\beta}, \mathbf{b}|\mathbf{y}, \boldsymbol{\tau}^2)}{\partial \mathbf{b}} = \mathbf{Z}'(\mathbf{y} - \boldsymbol{\lambda}) - \mathbf{G}^{-1}\mathbf{b}.$$

Die Herleitung erfolgt wie im generalisierten linearen Modell, auf Seite 10 beschrieben. Entsprechend erhält man für die Fisher-Information

$$\mathbf{F}(\boldsymbol{\beta}, \mathbf{b}) = \begin{pmatrix} \mathbf{X}'\mathbf{W}\mathbf{X} & \mathbf{X}'\mathbf{W}\mathbf{Z} \\ \mathbf{Z}'\mathbf{W}\mathbf{X} & \mathbf{Z}'\mathbf{W}\mathbf{Z} + \mathbf{G}^{-1} \end{pmatrix}$$

mit

$$W = \mathrm{diag}(\lambda_1, ..., \lambda_n) = \mathrm{diag}(\exp(\mathbf{x}'_1\boldsymbol{\beta} + \mathbf{z}'_1\mathbf{b}), ..., \exp(\mathbf{x}'_n\boldsymbol{\beta} + \mathbf{z}'_n\mathbf{b})).$$

---

[2]Siehe Seite 9.

Die Schätzer werden nun numerisch als Lösungen der nichtlinearen Gleichungen

$$s_{\boldsymbol{\beta}}(\boldsymbol{\beta}, \mathbf{b}) = 0$$

und

$$s_{\mathbf{b}}(\boldsymbol{\beta}, \mathbf{b}) = 0$$

bestimmt. Hier findet wieder das Fisher-Scoring-Verfahren in Form einer iterativ gewichteten KQ-Schätzung Anwendung. Analog zu 1.3.2 ergibt dies

$$\begin{pmatrix} \mathbf{X}'\mathbf{W}^{(k)}\mathbf{X} & \mathbf{X}'\mathbf{W}^{(k)}\mathbf{Z} \\ \mathbf{Z}'\mathbf{W}^{(k)}\mathbf{X} & \mathbf{Z}'\mathbf{W}^{(k)}\mathbf{Z} + \mathbf{G}^{-1} \end{pmatrix} \begin{pmatrix} \hat{\boldsymbol{\beta}}^{(k+1)} \\ \hat{\mathbf{b}}^{(k+1)} \end{pmatrix} = \begin{pmatrix} \mathbf{X}'\mathbf{W}^{(k)}\tilde{\mathbf{y}}^{(k)} \\ \mathbf{Z}'\mathbf{W}^{(k)}\tilde{\mathbf{y}}^{(k)} \end{pmatrix}$$

für $k = 1, \dots$ mit den Arbeitsbeobachtungen

$$\tilde{\mathbf{y}}^{[k]} = \mathbf{X}\hat{\boldsymbol{\beta}}^{[k]} + \mathbf{Z}\hat{\mathbf{b}}^{(k)} + \left(\mathbf{W}^{[k]}\right)^{-1} \left(\mathbf{y} - \exp(\mathbf{X}\hat{\boldsymbol{\beta}}^{[k]} + \mathbf{Z}\hat{\mathbf{b}}^{(k)})\right)$$

und den Arbeitsgewichten

$$\mathbf{W}^{(k)} = \operatorname{diag}(\lambda_1^{(k)}, \dots, \lambda_n^{(k)}) = \operatorname{diag}(\exp(\mathbf{x}_1'\hat{\boldsymbol{\beta}}^{(k)} + \mathbf{z}_1'\hat{\mathbf{b}}^{(k)}), \dots, \exp(\mathbf{x}_n'\hat{\boldsymbol{\beta}}^{(k)} + \mathbf{z}_n'\hat{\mathbf{b}}^{(k)})).$$

4.2.2 Schätzung der Varianzparameter

Die Schätzung der Varianzparameter beruht auf einer Laplace-Approximation der Log-Likelihood durch eine quadratische Funktion[3]. Dies führt zu der Approximation durch eine Normalverteilung:

$$l(\boldsymbol{\beta}, \mathbf{b}, \boldsymbol{\tau}^2) = \log p(\mathbf{y}|\boldsymbol{\beta}, \mathbf{b}) \approx (\mathbf{y} - \boldsymbol{\lambda})'\mathbf{W}^{-1}(\mathbf{y} - \boldsymbol{\lambda})$$

Mithilfe der Arbeitsbeobachtungen erhält man

$$(\mathbf{y} - \boldsymbol{\lambda}) = \mathbf{W}\left(\tilde{\mathbf{y}} - \mathbf{X}\hat{\boldsymbol{\beta}} - \mathbf{Z}\hat{\mathbf{b}}\right).$$

Damit ergibt sich

$$l(\boldsymbol{\beta}, \mathbf{b}, \boldsymbol{\tau}^2) \approx \left(\tilde{\mathbf{y}} - \mathbf{X}\hat{\boldsymbol{\beta}} - \mathbf{Z}\hat{\mathbf{b}}\right)' \mathbf{W} \left(\tilde{\mathbf{y}} - \mathbf{X}\hat{\boldsymbol{\beta}} - \mathbf{Z}\hat{\mathbf{b}}\right).$$

Breslow & Clayton (1993) schlagen vor die Abhängigkeit von $\mathbf{W}$ zu ignorieren. Die bedingte Log-Likelihood kann somit durch die Log-Likelihood der Arbeitsbeobachtungen

---

[3]Dieser Vorschlag beruht auf Breslow & Clayton (1993). Kauermann, Krivobokova & Fahrmeir(2009) zeigen, dass die Verwendung der Laplace-Approximation asymptotisch gerechtfertigt ist. Insbesondere auch im Fall einer von der Stichprobengröße abhängigen Dimension der Regressionskoeffizienten.

approximiert werden:

$$\tilde{\mathbf{y}}|\boldsymbol{\beta}, \mathbf{b} \overset{\mathrm{a}}{\sim} \mathcal{N}(\mathbf{X}\boldsymbol{\beta} + \mathbf{Z}\mathbf{b}, \mathbf{W}^{-1}).$$

Dies führt zu einem linearen gemischten Modell. Damit können die Inferenz-Methoden zur Schätzung der Kovarianzstruktur in linearen gemischten Modellen verwendet werden. Die Verteilung der Arbeitsbeobachtungen lässt sich in ein marginales Modell ohne die Bedingung durch die zufälligen Effekte überführen:

$$\tilde{\mathbf{y}} \overset{\mathrm{a}}{\sim} \mathcal{N}(\mathbf{X}\boldsymbol{\beta}, \mathbf{V})$$

mit

$$\mathbf{V} = \mathbf{V}(\boldsymbol{\tau}^2) = \mathbf{W} + \mathbf{Z}'\mathbf{G}^{-1}Z.$$

Damit ist die gemeinsame Log-Likelihood von $\boldsymbol{\beta}$ und $\boldsymbol{\tau}^2$ bis auf additive Konstanten gegeben durch

$$l(\boldsymbol{\beta}, \boldsymbol{\tau}^2) = -\frac{1}{2}\left(log|\mathbf{V}| + (\tilde{\mathbf{y}} - \mathbf{X}\boldsymbol{\beta})'\mathbf{V}(\tilde{\mathbf{y}} - \mathbf{X}\boldsymbol{\beta})\right).$$

Für gegebene Varianzparameter $\boldsymbol{\tau}^2$ erhält man als Schätzer für die Regressionsparameter

$$\tilde{\boldsymbol{\beta}}_{\boldsymbol{\tau}^2} = \left(\mathbf{X}'\mathbf{V}^{-1}\mathbf{X}\right)^{-1}\mathbf{X}'\mathbf{V}^{-1}\tilde{\mathbf{y}}.$$

Der Schätzer $\tilde{\boldsymbol{\beta}}_{\boldsymbol{\tau}^2}$ kann nun wieder in die gemeinsame Log-Likelihood eingesetzt werden, was die Profil-Log-Likelihood liefert:

$$l_P(\boldsymbol{\tau}^2) = -\frac{1}{2}\left(\log|\mathbf{V}| + (\tilde{\mathbf{y}} - \mathbf{X}\tilde{\boldsymbol{\beta}}_{\boldsymbol{\tau}^2})'\mathbf{V}(\tilde{\mathbf{y}} - \mathbf{X}\tilde{\boldsymbol{\beta}}_{\boldsymbol{\tau}^2})\right).$$

Der durch Maximierung resultierende Schätzer ist jedoch verzerrt. Daher verwendet man statt der Profil-Log-Likelihood die marginale Log-Likelihood

$$\begin{aligned}
l_R(\boldsymbol{\tau}^2) &= \log\left(\int L(\boldsymbol{\beta}, \boldsymbol{\tau}^2)\, d\boldsymbol{\beta}\right) \\
&= l_P(\boldsymbol{\tau}^2) - \frac{1}{2}\log|\mathbf{X}'\mathbf{V}\mathbf{X}|) \\
&= -\frac{1}{2}\left(\log|\mathbf{V}| + (\tilde{\mathbf{y}} - \mathbf{X}\tilde{\boldsymbol{\beta}}_{\boldsymbol{\tau}^2})'\mathbf{V}(\tilde{\mathbf{y}} - \mathbf{X}\tilde{\boldsymbol{\beta}}_{\boldsymbol{\tau}^2}) - \log|\mathbf{X}'\mathbf{V}\mathbf{X}|\right).
\end{aligned}$$

Durch Maximierung von $l_R(\boldsymbol{\tau}^2)$ erhält man den REML-Schätzer. Die Maximierung der marginalen Log-Likelihood erfolgt numerisch, z. B. durch das Fisher-Scoring-Verfahren. Dabei erfolgen die Iterationsschritte der Fisher-Scoring-Verfahren für die Regressions- und die Varianzparameter im Wechsel, wie im nachfolgenden Algorithmus beschrieben. Dieser Algorithmus liegt dem Programmpaket Bayes X zugrunde. Für die Berechnung der Score-Funktion $s\left(\boldsymbol{\tau}^2\right)$ und der erwarteten Fisher-Informationsmatrix $F\left(\boldsymbol{\tau}^2\right)$ siehe Kneib (2005). Ein weiterer Algorithmus, der dem R-Paket mgcv zugrunde liegt, wird in Wood (2011) vorgestellt.

Auf eine Datenanalyse der Datensätze basierend auf der Repräsentation durch gemischte Modelle wird an dieser Stelle verzichtet. Eine REML-Schätzung wurde bereits in Kapitel 2 mithilfe des R-Pakets mgcv durchgeführt. Weitere REML-Schätzungen finden sich im Folgenden Kapitel.

5 Modellerweiterungen

In den vorangegangenen Kapiteln wurden drei verschiedene Inferenz-Methoden und die zugrundeliegenden Modellierungen vorgestellt. In diesem Kapitel wollen wir aufbauend auf diesen Inferenz-Methoden weitere Möglichkeiten zur Prognose von Fallzahlen besprechen.

5.1 Validität der Daten

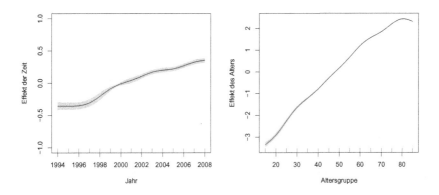

Abbildung 5.1: Effekte des Alters und der Zeit

Wie schon in Kapitel 1 Seite 5 erwähnt, sind in den Daten auffällige zeitliche Sprünge zu beobachten. Insbesondere die Daten zu den Hirninfarkt-Fallzahlen weisen einen ungewöhnlichen zeitlichen Verlauf auf. Im Folgenden wollen wir kurz die Gründe für dieses Verhalten darlegen und ein Verfahren vorstellen, mit dem trotzdem zeitliche Trends geschätzt werden können.

Die Krankheiten werden durch die „Internationale statistische Klassifikation der Krankheiten und verwandter Gesundheitsprobleme" bzw. die „International Classification of Diseases" bestimmt. Den Hirninfarkt-Daten bis zum Jahr 2000 liegt die Position 434 der 9. Revision der ICD in Version 6 zugrunde. Ab dem Jahr 2000 wurde die 10. Revision der

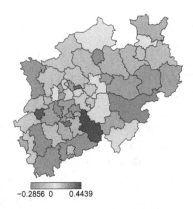

Abbildung 5.2: Effekt der Regionen

ICD verpflichtend[1]. In der 10. Revision liegt den Daten die ICD-10 Position I66 zugrunde. ICD-9 Version 6 Position 434 liegt die Erkrankung „Verschluss zerebraler Arterien" zugrunde, während der ICD-10 Version 1.3 Position I66 „Verschluss und Stenose zerebraler Arterien ohne Hirninfarkt" zugrunde liegen. Daher ist davon auszugehen, dass ein Teil der zeitlichen Sprünge auf verschiedene Klassifikationen der beobachteten Krankheiten zurückzuführen ist.

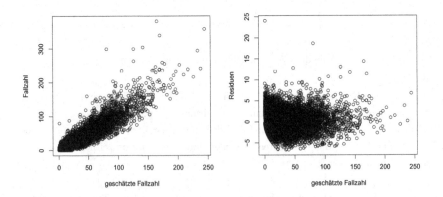

Abbildung 5.3: Residuen

---
[1]Siehe § 301 SGB V(ambulante Versorgung).

Die Verdopplung der Fallzahlen vom Jahr 1999 auf das Jahr 2000 führt zu einer hohen Unsicherheit über den weiteren Verlauf. Daher sind die prognostizierten Konfidenzintervalle sehr breit[2]. Da es sich um gleichartige Diagnosen handelt, gehen wir trotzdem von einem gemeinsamen zeitlichen und räumlichen Trend aus. Das Niveau der Fallzahlen unterscheidet sich jedoch. Daher führen wir eine binäre Hilfsvariable ein. Damit erhalten die unter ICD-9 beobachteten Fallzahlen einen eigenen Intercept bzw. ein eigenes Niveau.

---

[2]Siehe Tabelle 2.13, Seite 53.

Die geschätzten zeitlichen Effekte sind zusammen mit dem Effekt des Alters in Abbildung 5.1 eingezeichnet. Der zeitliche Effekt weist zwischen den Jahren 1999 und 2000 keine Sprünge mehr auf. Eine vermutete saisonale Komponente, die die Abbildung 2.10 vermuten lässt, bestätigt sich nicht. Der Effekt des Alters ist ebenso wie der Effekt der Regionen, der in Abbildung 5.2 dargestellt ist, dem in Kapitel 2 geschätzten Effekt sehr ähnlich. Die Residuen sind in Abbildung 5.3 aufgeführt.

In Tabelle 5.1 sind die prognostizierten Fallzahlen für jeden Landkreis für das Jahr 2025 aufgelistet. Dazu sind auch das 2,5%- und das 97,5%-Quantil angegeben. Der Vergleich mit den Prognosen aus Kapitel 2[3] zeigt deutlich verkleinerte Prognoseintervalle für die hier verwendete Variante.

---

[3]Siehe Tabelle 2.13, Seite 53.

Nummer	Landkreis	Erwartungswert	2,5%-Quantil	97,5%-Quantil	Fallzahl 2008
1	Düsseldorf	1812.32	1169.97	2876.22	1251.00
2	Duisburg	2174.14	1389.80	3356.15	1360.00
3	Essen	2470.98	1589.78	3931.25	1585.00
4	Krefeld	965.06	591.92	1509.17	562.00
5	Mönchengladbach	1677.09	1071.95	2565.22	962.00
6	Mülheim	626.87	401.90	976.02	329.00
7	Oberhausen	1155.60	752.93	1750.20	643.00
8	Remscheid	556.35	359.98	837.02	319.00
9	Solingen	890.12	563.95	1364.03	476.00
10	Wuppertal	1871.70	1216.00	2905.05	962.00
11	Kleve	1902.12	1265.83	2930.60	963.00
12	Mettmann	1880.48	1206.88	2939.18	1099.00
13	Neuss	1637.22	1030.92	2567.10	1000.00
14	Viersen	1321.58	836.73	2011.17	810.00
15	Wesel	2112.47	1379.88	3276.22	1347.00
16	Aachen S.	920.74	599.90	1481.00	359.00
17	Bonn	1271.30	806.85	1956.07	718.00
18	Köln	3442.28	2240.90	5466.35	2333.00
19	Leverkusen	994.98	648.97	1550.05	507.00
20	Aachen L.	1362.73	876.98	2113.37	747.00
21	Düren	1630.03	1032.97	2523.18	738.00
22	Erftkreis	2007.08	1329.90	3083.12	999.00
23	Euskirchen	711.20	479.90	1125.02	520.00
24	Heinsberg	1153.21	743.95	1810.05	621.00
25	Oberbergischer Kreis	2009.27	1279.97	3124.27	869.00
26	Rheinisch-Bergischer Kreis	1197.15	761.88	1856.15	742.00
27	Rhein-Sieg-Kreis	2192.13	1396.78	3380.10	1317.00
28	Bottrop	531.19	339.90	827.05	402.00
29	Gelsenkirchen	1325.63	849.93	2120.57	860.00
30	Münster	845.68	533.95	1330.10	549.00
31	Borken	1554.48	1027.95	2459.07	786.00
32	Coesfeld	967.78	631.98	1541.37	443.00
33	Recklinghausen	3288.04	2112.90	4957.95	1943.00
34	Steinfurt	2118.95	1385.95	3209.40	1301.00
35	Warendorf	1115.04	733.77	1723.20	610.00
36	Bielefeld	1262.72	817.00	2037.07	851.00
37	Gütersloh	1395.69	864.95	2193.02	746.00
38	Herford	1223.14	761.92	1911.27	749.00
39	Höxter	544.49	354.98	834.02	415.00
40	Lippe	1446.29	930.97	2244.00	971.00
41	Minden-Lübbecke	1712.07	1119.92	2673.37	860.00
42	Paderborn	1032.77	664.95	1586.20	562.00
43	Bochum	1683.85	1104.97	2635.87	1250.00
44	Dortmund	2325.56	1488.97	3633.05	1618.00
45	Hagen	739.52	463.93	1154.12	524.00
46	Hamm	667.32	444.00	1016.27	442.00
47	Herne	1032.63	675.80	1582.05	608.00
48	Ennepe-Ruhr-Kreis	1510.57	983.98	2369.62	931.00
49	Hochsauerlandkreis	1540.47	1008.95	2324.07	1014.00
50	Märkischer Kreis	2056.58	1299.55	3195.35	1097.00
51	Olpe	503.14	321.95	792.07	256.00
52	Siegen-Wittgenstein	1252.34	811.80	1913.05	782.00
53	Soest	1123.26	730.95	1723.62	742.00
54	Unna	2285.70	1428.80	3581.12	1128.00

Tabelle 5.1: Erwartete Fallzahlen, 2,5%-Quantile, 97,5%-Quantile sowie die Fallzahlen aus dem Jahr 2008 zum Hirninfarkt-Datensatz

5.2 Interaktionen

Bei den bisher betrachteten Modellen sind wir von einer additiven Struktur für den Einfluss der Kovariablen in der Form

$$\eta = f_1(z_1) + \ldots + f_q(z_q) + \mathbf{x}\boldsymbol{\beta}$$

auf den Prädiktor ausgegangen. Diese additive Struktur ist eine stark einschränkende Annahme an das Modell. Das Modell

$$\log(\lambda_i) = \beta_0 + Geschlecht_i\beta_1 + f_1(Alter_i) + f_2(Jahr_i) + f_3(Region_i) + \log(Bevölkerung_i)$$

impliziert unter anderem eine additive Verknüpfung zwischen dem Effekt des Alters und dem Effekt des Geschlechts. Das Geschlecht ist eine binäre Kovariable, daher ändert sich je nach Ausprägung der Intercept. D. h. für Männer und Frauen wird ein eigenes Ni-

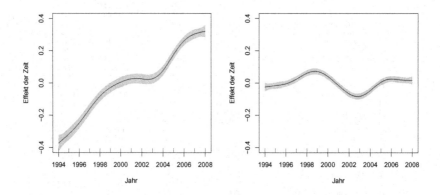

Abbildung 5.4: Zeitlicher Effekt der Frauen (links) und der zeitliche Effekt der Männer (rechts)

veau geschätzt, der Einfluss des Alters, der Zeit und der Regionen ist jedoch für beide Geschlechter der gleiche. Für den Lungenkrebs-Datensatz führt die Annahme einer additiven Struktur zu der falschen Annahme, dass der zeitliche Effekt für Männer und Frauen gleich ist. In Abbildung 5.4 ist der zeitliche Trend getrennt nach Geschlechtern eingezeichnet. Der Verlauf des zeitlichen Trends unterscheidet sich, womit auch die Annahme einer additiven Struktur verworfen werden muss. Die Effekte des Alters und der Regionen sind in den Abbildungen 5.5 aufgeführt. Die geschätzten Effekte zeigen sowohl für das Alter als auch für die Regionen einen ähnlichen Verlauf.

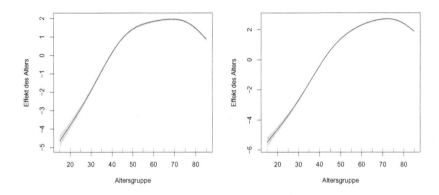

Abbildung 5.5: Effekte des Alters und der Regionen für Frauen(links) und Männer (rechts)

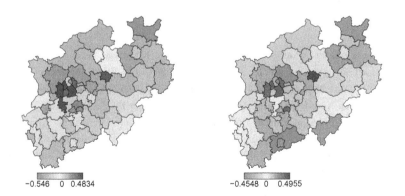

Abbildung 5.6: Effekte des Alters und der Regionen für Frauen(links) und Männer (rechts)

Eine Möglichkeit mit diesem Problem umzugehen ist die Verwendung von Modellen mit variierenden Koeffizienten. In diesen Modellen wird die Interaktion zwischen einer metrischen und einer binären, oder allgemeiner, einer kategorialen Kovariable zusätzlich im Modell berücksichtigt. Dazu wird ein zusätzlicher Interaktionsterm in den Prädiktor aufgenommen:

$$\eta = f_1(z_1) + f_{z_1|x_1}(z_1) + \dots + f_q(z_q) + \mathbf{x}\boldsymbol{\beta}$$

mit der metrischen Kovariable z_1 (dem Effektmodifizierer von x_1) und der binären (bzw. kategorialen) Kovariable x_1 (die Interaktionsvariable). Der Term $f_1(z_1)$ ist der nichtlineare Effekt für die mit 0 codierte Ausprägung der binären Kovariable x_1. Der Interaktionsterm mit dem Regressionskoeffizienten $f_{z_1|x_1}(z_1)+\beta_1$ gibt den variierenden Unterschied zwischen dem nichtlinearen Effekt z_1 im Fall $x_1 = 1$ zu $x_1 = 0$ wieder. Damit ergibt sich der Effekt der metrischen Kovariable z_1 für $x_1 = 1$ durch

$$f_1(z_1) + f_{z_1|x_1}(z_1) + \beta_1.$$

Im obigen Modell besteht eine Interaktion zwischen der metrischen Kovariable *Jahr* und der binären Kovariable *Geschlecht*. Daraus lässt sich das Modell

$$\begin{aligned}
\log(\lambda_i) = \ & \beta_0 + Geschlecht_i\beta_1 + f_1(Alter_i) + f_2(Jahr_i) + f_{Int}(Jahr_i) \cdot Geschlecht_i \\
& + f_3(Region_i) + \log(Bev\ddot{o}lkerung_i)
\end{aligned}$$

ableiten. Des Weiteren können für beide Geschlechter getrennt einzelne nichtlineare und räumliche Effekte geschätzt werden, d. h. es werden zwei geschlechtsspezifische Prädiktoren η^m und η^w modelliert. Für den Lungenkrebs-Datensatz ergeben sich die Effekte in den Abbildungen 5.4, 5.5 und 5.6.

Das Alter wurde bisher als stetige bzw. quasi-stetige Kovariable behandelt. Das Alter liegt jedoch nur gruppiert vor. Die räumlichen und zeitlichen Effekte unterscheiden sich jedoch für unterschiedliche Altersgruppen. Daher bietet sich ein ähnliches Vorgehen wie bei der binären Kovariable *Geschlecht* an. Dazu betrachten wir die Kovariable *Alter* als kategorial mit 15 Ausprägungen: $15, 20, ..., 80, 85$. Des Weiteren werden die Altersgruppen in männlich und weiblich aufgeteilt. Zu jeder Ausprägung werden nun ein eigener räumlicher Effekt und ein zeitlicher Trend geschätzt. Somit erhält man 30 Prädiktoren $\eta_{15,m}, \eta_{15,w}, \eta_{20,m}, ..., \eta_{85,w}$.

Die geschätzten Effekte sind in den Abbildungen 5.7 bis **??** aufgeführt. Durch die Aufteilung des Datensatzes in geschlechts- und altersspezifische Gruppen verringert sich die
Datenbasis. Insbesondere in jüngeren Altersgruppen finden sich häufig Zielvariablen mit
der Ausprägung 0. Dies führt in Verbindung mit dem Logarithmus als Link-Funktion zu
Konvergenzproblemen bei Verwendung Performance orientierter Algorithmen. Die Verwendung ineffizienterer Äußerer Iterationen[4] führt jedoch zur Konvergenz und somit zu
entsprechenden Schätzern.

---

[4]Siehe Seite 35.

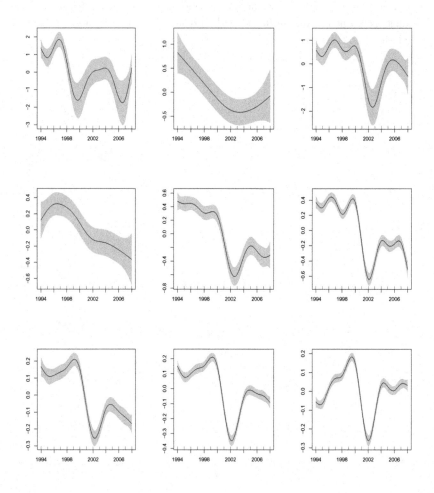

Abbildung 5.7: Zeitlicher Trend einiger weiblichen Altersgruppen in Reihenfolge (weiblich,<15), (weiblich,<20), ...

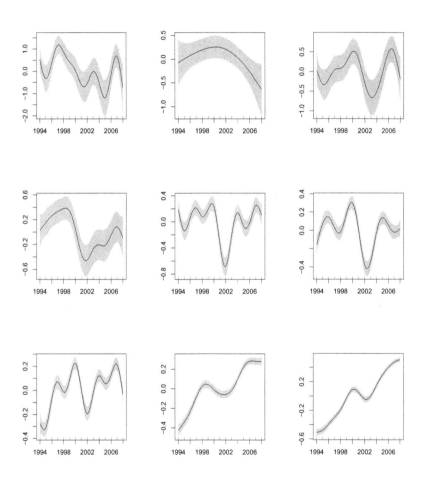

Abbildung 5.8: Zeitlicher Trend einiger männlichen Altersgruppen in Reihenfolge (männlich,<15), (männlich,<20),...

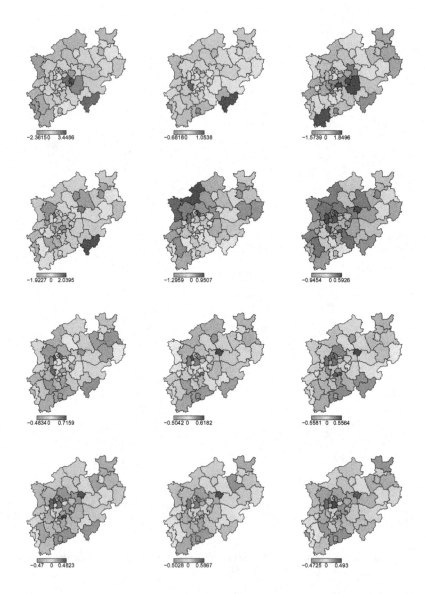

Abbildung 5.9: Räumlicher Trend einiger männlichen Altersgruppen in Reihenfolge
(männlich,<15), (männlich,<20),...

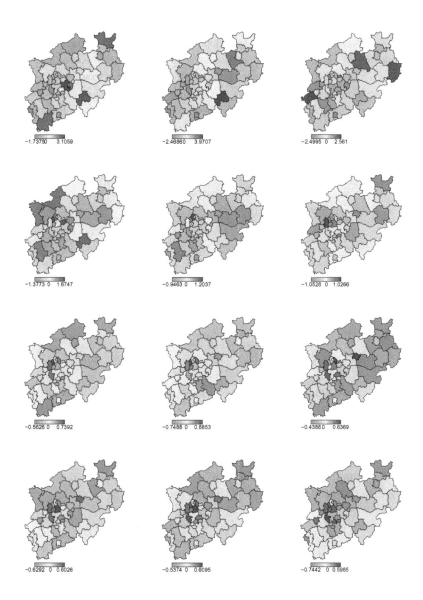

Abbildung 5.10: Räumlicher Trend einiger weiblichen Altersgruppen in Reihenfolge (männlich,<15), (männlich,<20),...

5.3 Alters-Perioden-Kohorten Modelle

Alters-Perioden-Kohorten Modelle, wie sie etwa in Schmid (2004) beschrieben werden, stellen eine weitere Möglichkeit Inzidenzraten von Krankheiten zu prognostizieren dar. Bisher wurde die erwartete Fallzahl in Abhängigkeit vom Alter, dem Kalenderjahr und der Region [5] modelliert. Die Kovariablen *Alter*, *Jahr* und *Region* bzw. Landkreis sind Surrogatmaße für weitere Faktoren, die entweder unbekannt oder nicht direkt messbar sind. In Alters-Perioden-Kohorten Modellen betrachtet man neben den bereits bekannten

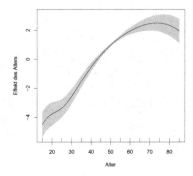

Abbildung 5.11: Effekt des Alters

Kovariablen *Alter* und *Jahr* (Periode) auch noch das Geburtsjahr bzw. die *Kohorte*. Die Kohorte steht dabei für den Effekt den die jeweilige Generation auf die Erkrankungswahrscheinlichkeit hat. Durch die Angabe von Alter und Jahr, kann das Geburtsdatum von einer Personengruppe bestimmt werden. In den vorliegenden Daten ist das Alter jedoch nur in Gruppen angegeben. Dabei umfasst eine Altersgruppe 5 Jahre mit 15 Altersgruppen zwischen 15 und 80 Jahren. Die Periode ist hingegen auf jährlicher Basis definiert. Eine weitere Kovariable *Geburtsjahr* erhält man durch

$$Geburtsjahr_i = Jahr_i - Altersgruppe_i.$$

Das Geburtsjahr lässt sich nicht eindeutig bestimmen. Stattdessen umfasst eine der 85 Kohortengruppe 6 Jahre. Dabei überlappen sich zwei benachbarte Kohortengruppen um 5 Jahre.

Durch die weitere Kovariable entsteht jedoch ein Identifizierbarkeitsproblem da die drei Funktionen $f_1(Alter), f_2(Jahr), f_3(Jahr - Alter)$ geschätzt werden. Zur Lösung solcher

---

[5]In den Modellen aus Kapitel 2 und 3 außerdem in Abhängigkeit des Geschlechts.

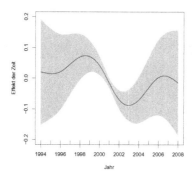

Abbildung 5.12: Effekt der Kohorte

Identifizierbarkeitsprobleme bestehen unterschiedliche Ansätze[6]. In den Abbildungen 5.11,

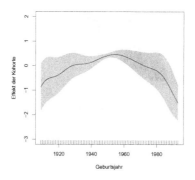

Abbildung 5.13: Effekt der Periode

5.12 und 5.13 sind die geschätzten Effekte des Alters, des Geburtsjahres und des Kalender-jahres eingezeichnet. Die Effekte wurden durch einem P-Spline der Ordnung 2 geschätzt. Der räumliche Effekt wurde mit einem Gauß-Markov-Zufallsfeld modelliert. Zur Schät-zung der Glättungsparameter wurde ein REML-Schätzung verwendet.

In Tabelle 5.2 sind Prognosen der Fallzahlen inkl. 2,5%- und 97,5%-Quantile aufgeführt.

---

[6]Siehe z.B. Knorr-Held & Rainer (2001).

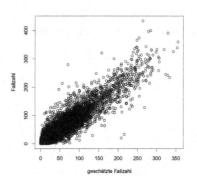

Abbildung 5.14: Residuen des APK-Modells

Nummer	Landkreis	Erwartungswert	2,5%-Quantil	97,5%-Quantil	Fallzahl 2008
1	Düsseldorf	1876.77	1140.00	3012.22	2049.00
2	Duisburg	1924.39	1199.88	3134.42	1922.00
3	Essen	2379.69	1484.95	3873.62	2508.00
4	Krefeld	640.06	410.00	1018.10	531.00
5	Mönchengladbach	689.86	423.98	1120.05	659.00
6	Mülheim	594.29	372.88	921.02	627.00
7	Oberhausen	890.52	527.88	1477.27	1030.00
8	Remscheid	413.29	236.97	688.02	530.00
9	Solingen	532.01	324.95	853.10	661.00
10	Wuppertal	1077.97	659.82	1752.15	1084.00
11	Kleve	1029.27	629.95	1653.12	777.00
12	Mettmann	1490.21	896.00	2412.30	1360.00
13	Neuss	1056.64	655.95	1792.03	959.00
14	Viersen	813.53	498.95	1353.10	577.00
15	Wesel	1704.55	1063.97	2797.35	1612.00
16	Aachen S.	641.41	387.92	1069.00	508.00
17	Bonn	605.85	385.95	937.02	601.00
18	Köln	2176.78	1304.95	3615.07	1715.00
19	Leverkusen	400.90	244.00	644.12	409.00
20	Aachen L.	872.36	516.95	1425.05	632.00
21	Düren	815.96	511.95	1304.20	718.00
22	Erftkreis	1075.45	661.98	1740.00	810.00
23	Euskirchen	428.76	258.98	748.02	285.00
24	Heinsberg	705.34	420.00	1118.07	549.00
25	Oberbergischer Kreis	647.10	389.93	1076.07	582.00
26	Rheinisch-Bergischer Kreis	657.41	396.95	1090.22	473.00
27	Rhein-Sieg-Kreis	1199.31	730.85	1889.45	900.00
28	Bottrop	375.24	225.92	605.05	331.00
29	Gelsenkirchen	962.11	587.80	1591.00	1052.00
30	Münster	546.80	323.00	874.12	578.00
31	Borken	797.15	472.95	1288.20	546.00
32	Coesfeld	546.29	338.98	875.17	418.00
33	Recklinghausen	2246.55	1379.45	3696.25	2391.00
34	Steinfurt	959.66	574.98	1549.10	803.00
35	Warendorf	719.44	423.00	1160.03	804.00
36	Bielefeld	860.12	520.00	1460.32	940.00
37	Gütersloh	652.82	399.98	1066.15	661.00
38	Herford	552.14	336.95	906.07	601.00
39	Höxter	342.49	200.97	560.02	370.00
40	Lippe	720.41	439.98	1208.32	675.00
41	Minden-Lübbecke	564.78	342.95	904.15	524.00
42	Paderborn	653.82	394.90	1049.00	546.00
43	Bochum	1135.45	678.95	1822.03	935.00
44	Dortmund	1741.68	1028.72	2793.40	1821.00
45	Hagen	535.83	320.83	891.10	662.00
46	Hamm	834.80	497.97	1361.15	850.00
47	Herne	519.68	317.00	868.02	702.00
48	Ennepe-Ruhr-Kreis	1044.82	643.95	1719.20	875.00
49	Hochsauerlandkreis	684.31	423.98	1096.10	724.00
50	Märkischer Kreis	1301.47	794.98	2119.77	1513.00
51	Olpe	358.68	211.97	569.05	259.00
52	Siegen-Wittgenstein	875.50	520.80	1469.00	779.00
53	Soest	705.98	432.98	1118.03	583.00
54	Unna	1583.43	975.70	2539.12	1333.00

Tabelle 5.2: Erwartete Fallzahlen, 2,5%-Quantile, 97,5%-Quantile sowie die Fallzahlen aus dem Jahr 2008 zum Lungenkrebs-Datensatz im Alters-Perioden-Kohorten Modell

Zusammenfassung und Ausblick

In dieser Arbeit wurde ein Verfahren zur effizienten Erzeugung einer Prognose zukünftiger Inzidenzraten erarbeitet und in R implementiert. Dieses Verfahren erlaubt eine automatisierte Datenanalyse zur Laufzeit auf Basis von Krankenhausdiagnosestatistiken und Bevölkerungsprognosen.

Im Rahmen dieser Arbeit wurden verschiedene Inferenz-Methoden zur Schätzung semiparametrischer Modelle behandelt und bezüglich ihrer Einsatzmöglichkeit für eine ad-hoc Prognose von Inzidenzraten bewertet. Die Effizienz der betrachteten Verfahren ist insbesondere abhängig von der Methodik zur Bestimmung der Glättungsparameter in semiparametrischen Modellen.

Hierzu wurden drei Konzepte vorgestellt: Die Glättungsparameterwahl basierend auf Optimalitätskriterien, die Bayesianische Glättungsparameterwahl basierend auf MCMC und die Repräsentation von Penalisierungsansätzen als gemischte Modelle.

Ein erstes Modell wurde bereits in Kapitel 1 eingeführt. Es basiert auf der Annahme linearer Effekte. Durch die Verwendung von Modellwahlkriterien, aber auch durch graphische Analysen konnten wir feststellen, dass eine rein lineare Modellierung nicht hinreichend ist.

Um eine flexiblere Schätzung metrischer Kovariablen zu erhalten, wurden in Kapitel 2 semiparametrische Verfahren in Form von penalisierten Splines eingeführt. Basierend auf der Idee der Penalisierung wurde auch die Glättung der räumlichen Effekte vorgenommen. Um die Effekte einer Vielzahl Kovariablen auf die erwartete Fallzahl modellieren zu können, finden generalisierte additive Modelle Anwendung. Die Darstellung eines generalisierten additiven Modells als penalisiertes generalisiertes lineares Modell erlaubt eine Schätzung mit einer leicht modifizierten Version der bereits in Kapitel 1 verwendeten Methoden der frequentistischen Inferenz.

Das so konstruierte Modell ermöglicht eine Prognose zukünftiger Fallzahlen. Eine solche Prognose zukünftiger Fallzahlen für das Jahr 2025 wurde in Abschnitt 2.3 realisiert. Die hierfür notwendige Extrapolation des zeitlichen Trends erfolgte jedoch nicht durch Annahmen an den zukünftigen Verlauf des zeitlichen Trends, sondern durch Glattheitsanforderungen an die Funktion. Die resultierende lineare Approximation führt zu inhaltlich nicht interpretierbaren Entwicklungen des zeitlichen Trends. Insbesondere werden bei der Verwendung verschiedener, aber ähnlicher Spline-Typen völlig unterschiedliche Fallzahlen prognostiziert. Zur Approximation von Prognoseintervallen werden die Ergebnisse Bayesianisch interpretiert.

In Kapitel 3 wurde das gesamte Modell durch eine volle Bayes-Schätzung bestimmt. Zur Bestimmung der Posteriori-Verteilung sind dabei insbesondere computerintensive Verfahren notwendig. Diese können jedoch durch eine Verknüpfung mit dem aus Kapitel 2 bekannten Fisher-Scoring-Verfahren effizient genutzt werden.

In Abschnitt 3.3.4 konnte eine mit der Bayesianischen Modellformulierung konsistente Methode zur Extrapolation des zeitlichen Trends entwickelt werden. Diese beseitigt die in Kapitel 2 in der frequentistischen Modellformulierung aufgetretenen Schwierigkeiten. Mithilfe dieser Methode konnte der zeitliche Trend extrapoliert und darauf aufbauend eine Prognose über die zukünftigen Fallzahlen erstellt werden. Das verwendete Verfahren ist jedoch für eine automatisierte Prognose, aufgrund der hohen Rechenintensität, wenig geeignet.

Eine weitere Methode zur Inferenz in semiparametrischen Modellen wurde in Kapitel 4 vorgestellt. Sie basiert auf der Darstellung als gemischtes Modell, was es erlaubt die Methoden zur Schätzung der Kovarianzstruktur in gemischten Modellen für die Schätzung der Glättungsparameter zu verwenden. Trotz der Bayesianischen Modellformulierung kann so ein effizienter Algorithmus zur Inferenz in semiparametrischen Modellen verwendet werden.

In Kapitel 5 wurden von der Inferenz-Methode unabhängige Modellerweiterungen erläutert. Ein in den Daten aufgetretener Fehler konnte beseitigt und eine Prognose für die betreffende ICD-Kennziffer realisiert werden. Das spezielle Korrekturverfahren lässt sich jedoch nicht für eine automatisierte Datenanalyse verwenden.

Eine Erweiterung auf geschlechtsspezifische Modelle erweist sich als sinnvoll. Auch geschlechts- und altersspezifische Modelle erscheinen sinnvoll, da die Altersgruppen verschiedene zeitliche Trends und räumliche Effekte aufweisen. Um Konvergenzprobleme zu vermeiden werden jedoch ineffiziente Algorithmen benötigt.

In Abschnitt 5.3 werden Alters-Perioden-Kohorten Modelle beschrieben, die den Einfluss des Geburtsjahres in das Modell aufnehmen.

Es bleibt zu überprüfen ob sich die geschlechts- und altersspezifischen Modelle durch Verwendung unterschiedlicher Algorithmen für unterschiedliche Altersgruppe, in Abhängigkeit der Fallzahlen in den Altersgruppen, effizienter schätzen lassen. Neben einer Erweiterung auf geschlechts- und altersspezifische Modelle, sollte insbesondere die Modellierung der räumlichen Effekte und zeitlichen Trends flexibilisiert werden. Statt der additiven Verknüpfung könnten räumlich-zeitliche Interaktionen ermöglicht werden um regional verschiedene zeitliche Trends zu schätzen. Des Weiteren sollten die auf Landkreisebene erhaltenen Prognosen auf Prognosen für die einzelnen Krankenhäuser abgebildet werden.

Anhang

A Beweise

Satz .0.1. *Sei $X_1, ..., X_n$ eine unabhängige Zufallsstichprobe mit der Dichte $f(x|\boldsymbol{\theta})$ und sei $\boldsymbol{\theta}$ eine Zufallsvariable mit Dichte $p(\boldsymbol{\theta})$. Dann gilt mit dem Maximum-Likelihood Schätzer $\hat{\theta}_n$ und der beobachteten Fisher-Information $\mathbf{I}(\hat{\theta}_n)$*

$$\boldsymbol{\theta}|x \overset{a}{\sim} \mathcal{N}(\hat{\theta}_n, \mathbf{I}(\hat{\theta}_n)^{-1})$$

Beweis. Zunächst ist

$$f(\mathbf{x}|\boldsymbol{\theta}) = \prod_{i=1}^{n} f(x_i|\boldsymbol{\theta}).$$

Dann folgt für die Posteriori-Verteilung

$$f(\boldsymbol{\theta}|\mathbf{x}) \propto \exp\left(\log(p(\boldsymbol{\theta})) + \log(f(\mathbf{x}|\boldsymbol{\theta}))\right)$$

Eine Taylorentwicklung der logarithmierten Priori um den Priori-Modus $\boldsymbol{\theta}_{max}$ und der Log-Likelihood um den Maximum-Likelihood-Schätzer $\hat{\boldsymbol{\theta}}_n$ liefert

$$\log f(\boldsymbol{\theta}) = \log f(\boldsymbol{\theta}_{max}) - \frac{1}{2}(\boldsymbol{\theta} - \boldsymbol{\theta}_{max})'\mathbf{I}_{max}(\boldsymbol{\theta} - \boldsymbol{\theta}_{max}) + R_{max}$$

bzw.

$$\log f(x|\boldsymbol{\theta}) = \approx \log f(x|\hat{\boldsymbol{\theta}}_n) - \frac{1}{2}(\boldsymbol{\theta} - \hat{\boldsymbol{\theta}}_n)'\mathbf{I}(\hat{\boldsymbol{\theta}}_n)(\boldsymbol{\theta} - \hat{\boldsymbol{\theta}}_n) + R_n.$$

Da $f'(x|\hat{\boldsymbol{\theta}}_n) = 0$ und $f'(\hat{\boldsymbol{\theta}}_{max}) = 0$. Dabei ist $\mathbf{I}(\hat{\boldsymbol{\theta}}_n)$ die beobachtete Fisher-Information und

$$\mathbf{I}_{max} = \left(-\frac{\partial^2 \log p(\boldsymbol{\theta})}{\partial \theta_i \partial \theta_j}\right)\bigg|_{\boldsymbol{\theta} = \hat{\boldsymbol{\theta}}_{max}}.$$

Unter den Regularitätsbedingungen

$$R_{max} \to 0 \text{ und } R_n \to 0$$

folgt für die Posteriori

$$
\begin{aligned}
f(\boldsymbol{\theta}|x) &\propto \exp\left(-\frac{1}{2}\left((\boldsymbol{\theta} - \hat{\boldsymbol{\theta}}_n)'\mathbf{I}(\hat{\boldsymbol{\theta}}_n)(\boldsymbol{\theta} - \hat{\boldsymbol{\theta}}_n) + (\boldsymbol{\theta} - \boldsymbol{\theta}_{max})'\mathbf{I}_{max}(\boldsymbol{\theta} - \boldsymbol{\theta}_{max})\right)\right) \\
&= \exp\left((\boldsymbol{\theta} - \boldsymbol{\theta}_n)'\mathbf{I}_n(\boldsymbol{\theta} - \boldsymbol{\theta}_n)\right)
\end{aligned}
$$

mit

$$\mathbf{I}_n = \mathbf{I}(\hat{\boldsymbol{\theta}}_n) + \mathbf{I}_{max}$$

und

$$\boldsymbol{\theta}_n = \mathbf{I}_n^{-1}(\mathbf{I}_{max}\boldsymbol{\theta}_{max} + \mathbf{I}(\hat{\boldsymbol{\theta}}_n)\hat{\boldsymbol{\theta}}_n).$$

Somit folgt für $n \to \infty$

$$\boldsymbol{\theta}|x \stackrel{a}{\sim} \mathcal{N}(\boldsymbol{\theta}_n, \mathbf{I}_n^{-1})$$

$\square$

Satz .0.2. *Sei* $\{(x_i, y_i) \in \mathbb{R}^2 \ : \ i = 1, ..., n\}$ *eine Menge von Punkten mit* $x_i < x_{i+1}$ *und sei* g *der dazugehörige natürliche kubische Spline. Dann gilt*

$$\min_{f \in \mathcal{C}^2([x_1, x_n])x} J(f) = g$$

mit dem Strafterm

$$J(f) = \int_{x_1}^{x_n} f''(x)^2 \ dx.$$

Beweis. Sei $f \in \mathcal{C}^2([x_1, x_n])$ eine Funktion mit $f(x_i) = y_i$ für $i = 1, ..., n$ und $f \neq g$. Dann gilt mit $h(x) = f(x) - g(x)$:

$$\begin{aligned}
\int_{x_1}^{x_n} f''(x)^2 \ dx &= \int_{x_1}^{x_n} (g''(x) - h''(x))^2 \ dx \\
&= \int_{x_1}^{x_n} g''(x)^2 \ dx + \int_{x_1}^{x_n} g''(x)^2 h''(x) \ dx + \int_{x_1}^{x_n} h''(x)^2 \ dx.
\end{aligned}$$

Durch partielle Integration erhält man

$$\begin{aligned}
\int_{x_1}^{x_n} g''(x)^2 h''(x) \ dx &= g''(x_n)h'(x_n) - g''(x_1)h'(x_1) - \int_{x_1}^{x_n} g'''(x)^2 h'(x) \ dx \\
&= -\int_{x_1}^{x_n} g'''(x)^2 h'(x) \ dx \\
&= -\sum_{i=1}^{n-1} c \int_{x_i}^{x_{i+1}} h'(x) \ dx \\
&= -\sum_{i=1}^{n-1} c \left(h(x_{i+1} - h(x_i)) \right) \\
&= 0,
\end{aligned}$$

da nach Voraussetzung $g''(x_1) = g''(x_n) = 0$ und $g'''(x) = c$ mit $c \in \mathbb{R}$ für alle $x \in (x_i, x_{i+1})$. Die letzte Gleichung folgt aus der Beobachtung

$$h(x_i) = f(x_i) - g(x_i) = y_i - y_i = 0.$$

Daraus folgt

$$\int_{x_1}^{x_n} f''(x)^2 \, dx = \int_{x_1}^{x_n} g''(x)^2 \, dx + \underbrace{\int_{x_1}^{x_n} h''(x)^2 \, dx}_{\geq 0} \geq \int_{x_1}^{x_n} g''(x)^2 \, dx,$$

wobei

$$\int_{x_1}^{x_n} f''(x)^2 \, dx = \int_{x_1}^{x_n} g''(x)^2 \, dx$$

genau dann, wenn $h''(x) = 0$ für alle $x_1 < x < x_n$ und $h(x_1) = h(x_n) = 0$ genau dann, wenn $h(x) = 0$ für $x \in [x_1, x_n]$. $\qquad\square$

B Software

Im Rahmen dieser Arbeit ist die R-Funktion `Fallzahl_Prognose` entstanden. Diese R-Funktion dient der Anbindung an die Analyseplattform MUSTANG. Dabei wird zur Laufzeit des Programms die Ausprägung der zeitlichen Dimension eines Datenwürfels mit den historischen Inzidenzraten erweitert, bzw. ein neuer Datenwürfel mit den prognostizierten Fallzahlen erstellt. Dazu wird neben den historischen Fallzahlen eine Bevölkerungsprognose verwendet. Das Vorgehen ist exemplarisch in Abbildung .15 dargestellt. Durch die Erzeugung eines neuen Datenwürfels können bereits in MUSTANG implementierte Funktionen, wie die Darstellung auf Karten, auf den neuen Datenwürfel angewandt werden.

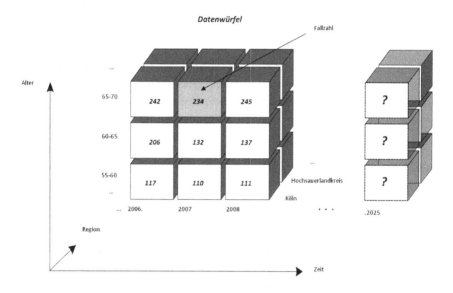

Abbildung .15: Schematische Darstellung des Verfahrens

Der Aufruf der Funktion und die Übergabe der Datenwürfel in Form von `data-frames` erfolgt durch C# in Verbindung mit dem Statconn D-COM Server. Werden hierbei neuere R-Versionen als `2.7.0` verwendet kommt es zu Fehlermeldungen.

Die R-Funktion `Fallzahl_Prognose` verwendet die R-Pakete `mgcv` und `BayesX`, die eine neuere R-Version erfordern. Die Umstellung von MUSTANG auf eine neuere R-Version unter Verwendung von R.NET ist jedoch geplant. Des Weiteren werden für MUSTANG verfahrensspezifische GUI-Komponenten entwickelt.

Die R-Funktion `Fallzahl_Prognose` verwendet ein geschlechtsspezifisches Modell, dazu werden zunächst die Daten nach Geschlechtern aufgeteilt. Im nächsten Schritt wird eine Nachbarschaftsmatrix erstellt. Dazu wird aus der im R-Paket `BayesX` enthaltenen Nachbarschaftsmatrix zu den Landkreisen in Deutschland die entsprechende Teilmatrix ausgewählt.

Die Schätzung eines Modells erfolgt mithilfe des R-Pakets `mgcv`. Der räumliche Effekt wird mit einem Gauß-Markov-Zufallsfeld, der die räumlichen Nachbarschaften von Landkreisen berücksichtigt[7], modelliert. Der zeitliche Effekt wird durch P-Splines auf B-Spline Basis vom Grad 3 modelliert. Der Alterseffekt durch einen Thin Plate Regression Spline. Die Anzahl der Knoten entspricht der Anzahl der beobachteten Jahre. Wie in den vorherigen Modellen wird von einer Poisson-verteilten Zielvariable mit der logarithmierten Bevölkerungsgröße als Offset ausgegangen. Die Wahl des Glättungsparameters basiert auf Optimierung bzgl. dem generalisierten Kreuzvalidierungskriterium. Dazu wird der auf Seite 35 beschriebene Algorithmus, die Performance Iterationen, angewandt. Dieser Algorithmus kann zu Konvergenzproblemen führen, insbesondere wenn viele Nullen beobachtet werden. Es sollte daher evaluiert werden ob diese Konvergenzprobleme bei Erkrankungen mit geringeren Inzidenzraten auftreten.

Für die Extrapolation des zeitlichen Trends bietet die Funktion zwei Möglichkeiten, die über das logische Objekt `timetrend` gesteuert werden können. Zum einen kann von einem konstanten zeitlichen Trend ausgegangen werden. Dann wird der zeitliche Trend des letzten Beobachtungsjahres übernommen. Alternativ kann von einem linearen zeitlichen Trend ausgegangen werden. Die Trendschätzung erfolgt durch eine lineare Regression durch die geschätzten Parameter des B-Splines.

Mit der Funktion `gam.predict` lässt sich durch die Option `type=lpmatrix` eine Designmatrix erstellen. Die Extrapolation des zeitlichen Trends erfordert die Manipulation der Designmatrix und der Koeffizienten. Die prognostizierten Fallzahlen ergeben sich durch die Anwendung der Response-Funktion auf das Produkt der manipulierten Designmatrix mit den ebenfalls manipulierten Regressionskoeffizienten, wobei der Offset extra behandelt wird. Weiterhin ist es möglich die Fallzahlen als gerundete ganze Zahlen auszugeben. Auch diese Funktion wird über ein logisches Objekt gesteuert.

Aufbauend auf der Funktion `Fallzahl_Prognose` existieren einige Möglichkeiten die Prognose zu optimieren. Die Erstellung der Nachbarschaftsmatrix lässt sich durch Verwendung von Geo-Datenbanken außerhalb der R-Funktion realisieren. Insbesondere können so statt Landkreisen auch andere geographische Einheiten verwendet werden. Auch geänderte Landkreise können so berücksichtigt werden. Eine Erweiterung auf geschlechts- und altersspezifische Modelle mit Berücksichtigung räumlich-zeitlicher Interaktionen wäre wünschenswert.

---

[7]Siehe Seite 60.

Literaturverzeichnis

BELITZ, C.; BREZGER, A.; KNEIB, T.; LANG, S.: *BayesX - Software for Baye-sian inference in structured additive regression models*. Version 2.0.1. Available from http://www.stat.uni-muenchen.de/ bayesx, 2009

BESAG, Julian: *Spatial Interaction and the Statistical Analysis of Lattice Systems*, Journal of the Royal Statistical Society. Series B (Methodological), Vol. 36, No. 2. pp. 192-236, 1974

BESAG, J.; YORK, J.; Molli'e, A.: *Bayesian image restoration with two applications in spatial statistics with discussion)*, Annals of the Institute of Statistical Mathematics 43:1-59, 1991

BRESLOW N.E.; CLAYTON D.G.. *Approximate Inference in Generalized Linear Mixed Models*, Journal of the American Statistical Association, Vol. 88, No. 421. , pp. 9-25, März 1993

BREZGER, A.; LANG, S.: *Generalized structured additive regression based on Bayesian P-Splines*, Computational Statistics and Data Analysis, 50: S.967-991, 2006

Bundesinstitut für Bau-, Stadt- und Raumforschung (BBSR) im Bundesamt für Bau-wesen und Raumordnung (Hrsg.): *Raumordnungsprognose 2025/2050* CD-ROM, Bonn, 2009

CRAVEN, P.; WHABA, G.: *Smoothing noisy data with spline functions*, Numerische Mathematik 31, 377-403, 1979

DEUTSCHE KRANKENHAUSGESELLSCHAFT: Bestandsaufnahme zur Kranken-hausplanung und Investitionsfinanzierung in den Bundesländern -Stand September 2010- Deutsche Krankenhausgesellschaft

DUCHON, J.: *Splines minimizing rotation-invariant semi-norms in sobolev spaces*, in W.Schemp and K.Zeller(Eds.), Construction Theory of Functions of Several Variables, Springer, 1977

EILERS, P.H.C., MARX, B.D.: *Flexible smoothing with B-Splines and penalties*, Stati-stical Science Vol.11 No.2 S.89-121, 1996

FAHRMEIR, Ludwig; KNEIB, Thomas; LANG, Stefan: *Penalized Strudtured Additive Regression for Space-Time Data: A Bayesian Perspective*, Statistica Sinica S.731-761, 2004

FAHRMEIR, Ludwig; KNEIB, Thomas; LANG, Stefan: *Regression - Modelle, Methoden und Anwendungen*, Springer, 2009

FAHRMEIR, Ludwig; KNEIB, Thomas: *On the Identification of Trend and Correlation in Temporal and Spatial Regression*, Springer, 2009

FAHRMEIR, L.; TUTZ, G.: *Multivariate Statistical Modelling based on Generalized Linear Models*, Springer, 2001

FORSTER, O.: *Lineare Algebra*, Vieweg, 2004

FREUND, R.W.; HOPPE R.H.W.: *Stoer/Bulirsch: Numerische Mathematik 1*, Springer, 2007

GREEN, P.J.; SILVERMAN, B.W.: *Nonparametric Regression and Generalized Linear Models - A roughness penalty approach*, Chapman & Hall, 1994

GU, C.: *Cross-validating non-gaussian data*, Journal of Computational and Graphical Statistics 1, 169-179, 1992

HÄMMERLIN, Günther; HOFFMANN, Karl-Heinz: *Numerische Mathematik*, Springer, 1994

HASTIE, T.J.; TIBSHIRANI, R.J.: *Generalized Additive Models*, Chapman & Hall, 1990

HASTIE, Trevor: *Pseudosplines*, Journal of the Royal Statistical Society B 58: S.379-396, 1996

HELD, Leonard: *Methoden der statistischen Inferenz*, Spektrum, 2006

KAUERMANN, G.; KRIVOBOKOVA, T.; FAHRMEIR L.: *Some asymptotic results on generalized penalized spline smoothing* Journal of the Royal Statistical Society B 71: S.487-503, 2009

KNEIB, Thomas: *Mixed model based inference in structured additive regression* Dr. Hut-Verlag,2005

KNORR-HELD, Leonard: *Bayesian Modelling of Inseparable Space-Time Variation in Disease Risk* SFB 389, Papaer 147, 1999

KNORR-HELD, Leonard; BESAG, Julian: *Modelling Risk from a Disease in Space and Time* NRCSE-TRS No. 005, 1997

KNORR-HELD, Leonard; RAINER, Evi: *Projections of lung cancer mortality in West Germany: a case study in Bayesian prediction* Biostatistics, 2, 109-129., 2001

KÖNIGSBERGER K.:*Analysis I* Springer-Verlag, September 2003

LIGGES, Uwe: *Programmieren mit R*, Springer, 2008

NELDER, J.A.; WEDDERBURN, R.W.: *Generalized linear models*, Journal of the Royal Statistical Society A 135: S.370-387, 1972

O'Sullivan, F.B.; Yandall, B.; Raynor, W.: *Automatic smoothing of regression functions in generalized linear models* Journal of the American Statistical Association 81, 96-103, 1986

R Development Core Team; *R: A language and enviroment for statistical computing*, 2005

REISS, P.T.; OGDEN, R.T.; *Smoothing parameter selection for a class of semiparametric linear models*, Journal of the Royal Statistical Society B, 71: S.505-523, 2009

RUE, H., HELD, L.: *Gaussian Markov Random Fields*, Chapman & Hall, 2005

RUPPERT, D.; WAND, M.P.; CARROLL, R.J.: *Semiparametric Regression*, Cambridge University Press, 2009

SCHMID V.; HELD L.: *Bayesian extrapolation of space-time trends for cancer registry data* Biometrics 60: 1034–1042, 2004

SCHMID V.: *Bayesianische Raum-Zeit-Modellierung in der Epidemiologie*, Dissertation, München 2004

TEIKEN, Y.; RHODE, M.; MERTENS, M.: *MUSTANG: Realisierung eines Analytischen Informationssystems im Kontext der Gesundheitsberichterstattung*, Informatik 2010 - Neue Perspektiven für die Informatik Band 1: S.253-258, 2010

TIERNEY L.; KADANE J.B.: *Accurate Approximations for Posteriori Moments and Marginal Densities* Journal of the American Statistical Association, Vol. 81, No. 393. , pp. 82-86, März 1986

WAHBA, Grace: *Spline Models for Observational Data (CBMS-NSF Regional Conference Series in Applied Mathematics)*, Society for Industrial Mathematics, 1990

WOOD, Simon N.: *Thin plate regression splines*, Journal of the Royal Statistical Society B 65: 95-114, 2003

WOOD,Simon N.: *Stable and efficient multiple smoothing parameter estimation for Generalized Additive Models*, Journal of the American Statistical Association 99: 673-686, 2004

WOOD, Simon N.: *Generalized Additive Models - An Introduction with R*, Chapman & Hall, 2006

WOOD, Simon N.: *On Confidence Intervals for Generalized Additive Models Based on Penalized Regression Splines*, Australia New Zewland Journal of Statistics: S.445-464, 2006

WOOD, Simon N.: *Fast stable direct fiiting and smoothness selection for Generalized Additive Models*, Journal of the Royal Statistical Society B 70: 495-518, 2008

WOOD, Simon N.: *Fast stable restricted Maximum likelihood and marginal likelihood estimation of semiparametric generalized linear models*, Journal of the Royal Statistical Society B 73: 3-36, 2011

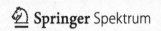